EXTIRPATION TOTALE
DE L'UTÉRUS
PAR LA VOIE VAGINALE

INDICATIONS MODERNES DE LA CURE RADICALE DES TUMEURS MALIGNES UTÉRINES

PAR

DMITRI DE OTT
Professeur de gynécologie à l'Institut clinique de St-Pétersbourg

PARIS
G. STEINHEIL, ÉDITEUR
2, RUE CASIMIR-DELAVIGNE, 2

1889

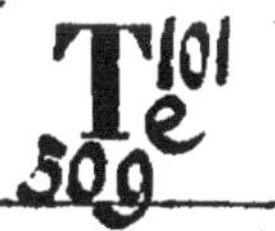

EXTIRPATION TOTALE

DE L'UTÉRUS

PAR LA VOIE VAGINALE

INDICATIONS MODERNES DE LA CURE RADICALE DES TUMEURS
MALIGNES UTÉRINES

IMPRIMERIE LEMALE ET Cie, HAVRE

EXTIRPATION TOTALE

DE L'UTÉRUS

PAR LA VOIE VAGINALE

INDICATIONS MODERNES DE LA CURE RADICALE DES TUMEURS MALIGNES UTÉRINES

PAR

DMITRI DE OTT
Professeur de gynécologie à l'Institut clinique de St-Pétersbourg

PARIS
G. STEINHEIL, ÉDITEUR
2, RUE CASIMIR-DELAVIGNE, 2

1889

EXTIRPATION TOTALE

DE L'UTÉRUS

PAR LA VOIE VAGINALE

INDICATIONS MODERNES DE LA CURE RADICALE DES TUMEURS MALIGNES UTÉRINES

Ce mémoire repose sur l'étude de 30 cas de cancer utérin, pour lesquels j'ai pratiqué l'ablation totale, par la voie vaginale, de l'organe affecté. J'ai opéré 27 de ces 30 malades à l'Institut clinique de la Grande-Duchesse Hélène Pawlowna, les trois autres dans des maisons privées.

Ces 30 cas sont les seuls où l'extirpation totale de l'utérus m'ait paru indiquée parmi un grand nombre de cancers de l'utérus (159) (1), les uns adressés par des collègues de différentes localités, les autres venus directement dans mon service. M'appuyant sur cette série de faits, je me permettrai de relever quelques points qui me paraissent mériter d'être

(1) J'ai noté 159 cas de cancer utérin sur 4218 femmes, qui passèrent dans mon service pendant une période de 3 ans 1/2. Ainsi le rapport des malades affectées de cancer aux autres sera 3,7 0/0 et le nombre de celles qui ont subi l'extirpation totale sur le chiffre total des malades, atteintes du cancer utérin fournira 18,9 0/0 (chez LEOPOLD = 20,1 0/0).

mis en relief au point de vue de la cure radicale moderne du cancer utérin et qui récemment ont été l'objet de discussions entre les différents auteurs et même entre les diverses sociétés savantes.

Ayant en vue la question de la *cure radicale du cancer de l'utérus*, je suis obligé de résumer ici les indications thérapeutiques appropriées à chaque cas. Aussi aurai-je besoin de rappeler certains points pathologiques et anatomiques de la question; je m'attacherai surtout au diagnostic de certaines variétés de l'affection et à la détermination exacte des cas, où l'extirpation totale de l'utérus peut encore donner pour résultat une guérison radicale.

Lorsque l'on veut apprécier la nouvelle méthode de traitement des tumeurs malignes de l'utérus (cancer) on ne peut omettre de résoudre la question de savoir si, en principe, la cure du cancer utérin est possible, vu, qu'ici même, dans ces derniers temps, on a souvent exprimé des doutes sur ce point et que l'opération de l'excision totale de l'utérus inspire encore peu de confiance. Si nous nous bornons exclusivement à ne considérer que l'affection cancéreuse de la matrice seule, nous pouvons répondre à cette question d'une manière absolument définie et dans le sens positif. Cette affirmation est fondée sur une série de cas antérieurement publiés, cas où l'affection cancéreuse utérine a été regardée comme incontestable par des autorités, telles que Recklinghausen, Goodsir, C. Ruge, etc. autorités absolument compétentes dans les questions d'anatomie pathologique. Dans ces cas, du reste, le diagnostic clinique de cancer avait été fait par des savants non moins renommés, comme cliniciens, Braun, J. Simpson, Freund, Schroeder, etc. (1). Gusserow, dans sa monographie intitulée « *Neubildungen des Uterus* » cite une série de cas, où des malades, ayant incontestablement une affection cancéreuse de l'utérus, restèrent en parfaite

(1) Voir l'article de GUSSEROW « Die Neubildungen des Uterus » *Billroth und Lücke. Handbuch d. Frauen Krankheiten*, 1885, Bd II. S. 228.

santé 15 ans et plus après l'opération. Dans le cas souvent cité, du professeur G. Braun, 19 ans et demi après l'opération, la malade examinée était complètement saine, et l'examen clinique le plus minutieux ne montrait pas la moindre trace d'une affection cancéreuse (1).

Une série de faits analogues rassemblés par Gusserow dans l'article que nous venons de citer, nous autorise à adopter la proposition suivante, avancée par cet auteur (p. 227): *Le cancer utérin dans ses premières périodes n'est qu'une affection locale et, par une intervention opportune, on peut arriver à sa guérison complète et parfaite.*

L'affection cancéreuse, à la période, où l'on peut encore compter sur sa curabilité radicale, n'étant qu'une affection locale, nos procédés thérapeutiques doivent tendre exclusivement à empêcher le développement du processus morbide surtout au point même de son origine.

Ne connaissant que d'une manière insuffisante les causes qui favorisent la naissance et le développement des tumeurs malignes et n'ayant jusqu'à présent pas à notre disposition de moyens sûrs pour combattre une tumeur maligne déjà pleinement développée par *restitutio ad integrum* sans l'extirper, nous nous trouvons encore dans la nécessité de sacrifier l'organe entièrement ou au moins en partie, afin de sauver tout l'organisme d'une mort certaine. C'est là une manière négative d'agir qui, sauf quelques exceptions, ne peut être justifiée de nos jours que pour la cure des tumeurs malignes en général. Ainsi ce traitement du cancer utérin par l'excision accompagnée de l'ablation des parties ambiantes se pratique faute de mieux et tout en ne pouvant être regardée comme un procédé parfait correspondant à l'idéal de la médecine moderne.

Ces considérations sommaires nous indiquent les limites hors desquelles ne doivent point sortir les indications de

---

(1) *Loc. cit.* p. 223 et autres. PAWLICK, *Behandlung der Uterus Carcinome*, 1883.

l'extirpation totale de l'utérus. Dans la plupart des cas publiés, où en conséquence d'autres indications (névroses, prolapsus utérin, hémorrhagies, etc.) on pratiqua l'extirpation de l'organe entier, on peut à la rigueur défendre ce mode d'intervention ; mais ce n'est là que le résultat d'un abus des progrès de la chirurgie moderne antiseptique.

Ainsi en règle générale l'indication de l'extirpation complète de l'utérus doit être limitée et se borner exclusivement aux cas seuls des tumeurs malignes.

Quoique l'amputation totale de l'utérus soit mise en pratique depuis longtemps par les chirurgiens russes et étrangers ; de nos jours, grâce surtout à l'initiative du professeur W. A. Freund qui a proposé une méthode spéciale pour l'extirpation totale de la tumeur cancéreuse par la voie abdominale, la question oubliée a été de nouveau mise sur le tapis.

Les travaux de Czerny, Billroth et Schrœder ont surtout préconisé la mise en pratique de procédés perfectionnés d'excision par la voie vaginale de l'organe affecté.

La susdite voie opératoire, qui n'est en somme employée couramment que depuis une dizaine d'années est déjà regardée comme classique (1). On ne peut douter que ce procédé dans son développement progressif nous conduise à des résultats beaucoup meilleurs que ceux publiés déjà jusqu'à présent.

Avant de me livrer à une analyse détaillée de cette opération, j'exposerai brièvement l'histoire des malades chez lesquelles je l'ai pratiquée ; quant à la critique de la méthode elle-même et aux particularités dépendant du procédé opératoire je n'en parlerai que plus tard.

Ici, comme dans un article antérieurement publié (2) je ne présenterai pas les cas sous forme de tableaux, je pré-

---

(1) Voir SANGER. *Arch. f. Gynæk.* Bd XXI, 1887. FRITSCH. *Ibid.* Bd XXIX, LÉOPOLD. *Ibid.* Bd XXX.

(2) Voir mon article « *Wratch* », 17, 1883

fère donner successivement le résumé de chaque observation pensant que cette manière d'exposer les faits facilite la tâche des auteurs qui veulent poursuivre ces recherches, en même temps qu'elle rend possible la critique impartiale des conclusions qu'on peut en tirer. Cette manière de publier les observations est surtout importante pour la description des opérations suivies d'ouverture de la cavité abdominale ; la mention peu détaillée des cas isolés et le résumé des chiffres qui expriment le résultat définitif de « toute une série » de laparotomies, le tant pour 100, ne peuvent prétendre avoir une importance scientifique sérieuse.

Ces statistiques brutales, n'indiquant que la nature du processus morbide, qui a servi d'indication à l'opération sont insuffisantes, car alors même qu'il s'agit d'affections de même nature, les particularités de chaque cas isolé, le choix du procédé opératoire et une série d'autres considérations analogues influent incontestablement sur le résultat définitif de l'opération. Il n'est pas douteux non plus que celui-ci dépende essentiellement aussi de certaines conditions pathologiques.

Il n'y a pas de parité à faire entre une laparotomie pour un kyste de l'ovaire petit, sans adhérences et la même opération pour une résection de l'intestin. Pour montrer à quel point peut influer sur la mortalité le choix du procédé opératoire, alors même qu'il s'agit de combattre une même affection je citerai comme exemple le traitement opératoire des fibro-myômes utérins.

Lorsqu'on se contente d'extirper les annexes de l'utérus la mortalité peut n'être que d'un pour cent (Lawson Tait), tandis que l'opération radicale, l'extirpation totale de la tumeur avec une partie de l'utérus, c'est-à-dire l'amputation supravaginale, donne, même de nos jours, une mortalité 10-15 fois plus grande. Il est évident que l'étude des chiffres isolés conduit souvent à des conclusions fausses et fait douter des résultats obtenus. Toutes ces considérations qui concernent les laparotomies, restent justes aussi par rapport à l'opération qui nous intéresse, quoique dans ce dernier cas on opère d'une manière beaucoup plus uniforme et que les indications de l'intervention opératoire ne varient que dans des limites assez étroites.

Je range ici mes observations selon la forme spéciale de l'affection maligne dont furent atteintes mes malades. La première série (19 cas) contient ceux où il s'agit d'utérus affectés par le cancer épithélial (cancroïde utérin); la seconde (5 cas) comprend les affections cancéreuses proprement dites (*carcinoma*); dans la troisième sont enfin les cas d'*adénoma malignum.*

Observation 1. — *Marie Reim...*, âgée de 37 ans. Premières règles à l'âge de 18 ans; depuis, menstruation chaque 4 semaines, avec une durée de 3 jours. Elle n'accoucha *à terme* qu'une seule fois. Deux mois avant l'opération, écoulement sanguin provenant des organes génitaux et apparition de douleurs dans la région hypogastrique. L'exploration donna les résultats suivants : culs-de-sac du vagin intacts, utérus mobile. Diagnostic : *cancroïde de la portion vaginale de l'utérus.* La malade fut opérée le 16 novembre 1885. Dans ce cas, on écarta l'utérus en le refoulant en arrière. La tumeur, localisée dans la portion vaginale utérine, pénétrait dans l'intérieur du canal cervical. Durant toute la période post-opératoire rien d'anormal, excepté une élévation de la température jusqu'à 38°,3 C., qu'on n'observa que *deux fois. Trois ans et plus après l'opération, aucune trace de récidive.* L'état général de la santé est satisfaisant sous tous les rapports et toutes les fonctions s'accomplissent très bien.

Observation 2. — *Pélagie Dor...*, âgée de 43 ans. Elle ne peut préciser l'époque de ses premières règles; depuis, elles arrivent chaque quatrième semaine et durent 3 jours. Elle est accouchée une seule fois, il y a déjà onze ans; et, depuis, elle fut affectée d'une maladie locale inflammatoire. Il y a 4-5 mois, qu'elle éprouve des sensations douloureuses dans le bas-ventre, accompagnées d'un écoulement muco-sanguinolent. La tumeur envahit la portion vaginale de l'utérus. Le cul-de-sac gauche est tendu (*residua parametritilis sin.* ?). Diagnostic : *cancroïde de la portion vaginale de l'utérus.* Opération le 4 mars 1880. La période post-opératoire n'offrit rien d'anormal ; température normale. Examinant cette malade *onze mois après l'opération, nous pouvons constater une récidive.*

Observation 3. — *Théodosie Mia...*, 73 ans. Premières règles à l'âge de 14 ans ; depuis, menstruation chaque quatrième semaine avec une durée de 5 jours. Elle accoucha deux fois. Les premiers symptômes de son affection se manifestèrent, à ce qu'elle dit, seulement un mois avant son entrée à l'Institut Clinique. La portion vaginale de l'utérus offre une *modification caractéristique d'un cancroïde.* L'utérus est peu mobile, quoique les culs-de-sac soient intacts. Opération le 28 mars 1880. A cause d'adhérences, *l'abaissement de l'utérus s'accompagna de difficultés* assez considérables.

Suites opératoires absolument apyrétiques. *Dix mois après, on put constater une récidive.*

Observation 4. — *Emilie V...*, 40 ans. Première menstruation à l'âge de 13 ans ; réglée ensuite toutes les 3 semaines pendant 3 jours. 3 accouchements normaux et une fausse couche. Le dernier accouchement date de 13 ans. Il y a 8 ans, infection syphilitique. Deux mois et demi avant son entrée à la Clinique, elle a remarqué un écoulement sanguinolent et fétide provenant des organes génitaux. Ces derniers jours, elle se plaignit d'un *état fiévreux.* Diagnostic : *cancroïde de la portion vaginale de l'utérus.* La tumeur siége très près de la vessie. Opérée le 10 octobre 1880. Après l'opération, la température tomba à la normale et ne remonta plus. Sur l'utérus extirpé, on aperçoit quelques petits fibroïdes. *Trois mois après, récidive.*

Observation 5. — *Anna Kon...*, 42 ans. Premières règles à 12 ans ; depuis, règles toutes les trois semaines et durant 5 jours. 4 grossesses, la dernière, il y a 17 ans. Les douleurs dans la région du bas-ventre et du côté droit du bassin, ainsi que la leucorrhée sont devenues, au dire de la malade, plus intenses depuis longtemps, il y a, à peu près cinq ans. Depuis ce moment, elle a constaté que l'écoulement s'accompagne toujours d'une certaine quantité de sang. Diagnostic : *Cancroïde de la portion vaginale de l'utérus.* Opération le 28 novembre 1886: Après l'opération, collapsus, sans perte de connaissance, le pouls radial devient absolument imperceptible. On a recours aux différents analeptiques. Durant les premières 18 heures après l'opération, ischurie; le premier jour, on constata une pyrexie légère. A l'aide du cathétérisme, on obtint à peine une cuillerée d'urine. La marche ultérieure de la convalescence fut complètement satisfaisante *L'examen fait le 21 janvier 1888 démontra la présence d'une récidive.*

Observation 6. — *Hélène Sadn...,* 32 ans. Première menstruation à 16 ans; puis chaque mois, avec la durée de 4 jours. Elle fut enceinte six fois. Ses dernières couches eurent lieu deux mois avant l'opération. Depuis environ trois ans, elle avait de la leucorrhée qui s'accompagnait, durant sa dernière grossesse, d'un écoulement sanguinolent, peu prononcé. Les culs-de-sac du vagin et l'utérus, quand à la mobilité, sont absolument normaux. Diagnostic : *cancroïde de la partie vaginale de l'utérus.* Opération le 27 mars 1887. La guérison marcha bien et la température resta toujours normale. Explorant cette malade au mois d'avril 1889, nous l'avons trouvée *complètement rétablie.*

Observation 7. — *Marie T...,* 41 ans. Première menstruation à 15 ans; depuis, régulièrement menstruée chaque mois et durant 2-3 jours. En tout 4 grossesses; dernier accouchement, il y a 14 ans. Depuis environ un an, la malade s'est vue atteinte de leucorrhée, qui, depuis trois mois, est devenue plus abondante et plus fétide. Diagnostic : *cancroïde de la portion vaginale de l'utérus.* Opération le 9 mars 1887. Nous avons eu la chance, dans ce cas, de vaincre parfaitement les adhérences, produits d'une paramétrite ancienne. Sur la surface de l'utérus, un peu augmenté, on aperçoit quelques fibroïdes sous-séreux. La période post-opératoire fut absolument satisfaisante. *Deux mois après, on constata l'induration de la cicatrice (récidive?).*

Observation 8. — *Catherine Grig...,* âgée de 45 ans. Première menstruation à l'âge de 13 ans; depuis, régulièrement chaque trois semaines, avec une durée de trois jours. Elle a été enceinte six fois, dernier accouchement, il y a six ans, prématuré, à 7 mois. Depuis quelques années, elle a des flueurs blanches, qui devinrent plus abondantes l'année dernière et qui, depuis deux mois, prirent une odeur fétide et une coloration grisâtre. Depuis l'apparition de ces phénomènes, la malade accuse de l'affaiblissement et de l'anorexie. *L'affection cancéreuse envahit exclusivement la lèvre inférieure de l'orifice externe.* Culs-de-sac intacts, utérus complètement mobile. Diagnostic : *cancroïde de la portion vaginale de l'utérus.* Opération le 23 avril 1887. Le 7 mai, l'opérée quittait la Clinique. Suites opératoires sans réaction.

Observation 9. — *Nadejda T...*, 44 ans. Menstruation toujours régulière durant 3 jours. Premier accouchement à l'âge de 18 ans; depuis, elle a été enceinte encore six fois. A l'âge de 20 ans, une fausse couche, puis 5 accouchements à terme. Dernier accouchement il y a quinze ans. Après sa fausse couche, elle fut malade et le médecin, qui la traitait annonça, dès cette époque, qu'elle était atteinte d'une affection localisée dans la région du col utérin. Dès le moment où eut lieu la fausse couche, la malade fut soumise à un traitement continu. Les symptômes dont elle s'inquiétait le plus étaient : les flueurs blanches et la sensation d'un étranglement dans la région du canal vaginal. Depuis le printemps dernier, elle a noté une aggravation considérable de ces symptômes, et, en été, l'écoulement devint sanguinolent. L'examen de la malade, fait au mois de novembre, montra que la lèvre inférieure de la portion vaginale de l'utérus était le siège d'un *cancroïde.* L'utérus est légèrement agrandi, le ligament sacro-utérin gauche est un peu tendu et douloureux pendant l'exploration.

Considérant que l'affection cancéreuse était relativement limitée, qu'elle se cantonnait sur la lèvre inférieure de l'orifice externe, nous avons émis l'hypothèse que la tension du ligament résultait d'une affection puerpérale du tissu cellulaire (paramétrite) ancienne, et, en conséquence, le 18 novembre 1887, nous avons exécuté l'extirpation totale de l'utérus par la voie vaginale. Nous avons extirpé aussi les deux ovaires, qui présentaient une dégénération kystique. Une hémorrhagie, survenue après l'extirpation de l'utérus, fut arrêtée par l'acupuncture des points intéressés. Suites opératoires absolument satisfaisantes, une fois seulement (11e jour), la température s'éleva à 38°,2 C. *Neuf mois après l'opération, récidive.*

Observation 10. — *Olga Alexandrowna P...*, âgée de 32 ans.

Première menstruation à 12 ans. Dans l'année qui suivit, les règles se montrèrent à des intervalles dépassant un mois. Plus tard, elles apparurent chaque 3-4 semaines, ayant une durée de 4 jours. Trois accouchements, le dernier il y a sept ans. Depuis le mois de février, la malade constata certaines anomalies dans sa menstruation. Les règles revenaient chaque 7-10 jours, et duraient de 2 à 6 jours. Dans les périodes intercalaires, flueurs blanches, parfois fétides. *Examen :* les culs-de-sac sont intacts et l'utérus est complètement mobile. Sur le col utérin se trouvent des altérations caractéristiques d'un *cancroïde*. 1er avril 1888, la malade fut soumise à l'opération. Les deux ovaires et les trompes, à cause de leur transformation kystique, furent extirpés avec l'utérus. La période post-opératoire ne présenta rien d'anormal, à l'exception d'une seule élévation de température (38°,02). La malade, examinée *un an après l'opération, offrait tout les signes d'une santé parfaite.*

OBSERVATION 11. — *Alexandra Alexandrowna M...*, âgée de 33 ans. Depuis peu, la menstruation était devenue très abondante, durait environ six jours et revenait chaque 27 jours. Dans le sang menstruel, on put constater la présence de *coagula*. Elle a accouché 4 fois, dernier accouchement, il y a onze ans. Les premiers signes de sa maladie, se montrèrent sous forme de flueurs blanches pendant l'été de 1887. Au mois de janvier 1888, la malade s'adressa à un professeur spécialiste, qui diagnostiqua un *cancer utérin et fit l'amputation du col de l'utérus.* Après cette opération, la malade se sentit complètement remise, et durant un délai bien court ne ressentit aucun malaise ; après quoi, les symptômes de jadis apparurent de nouveau. Exploration le 3 mai : sur la partie qui restait du col utérin, se trouvaient des altérations tout à fait caractéristiques d'une récidive maligne. Utérus considérablement augmenté, mais absolument mobile ; enfin, en aucun point on ne trouve rien qui puisse faire soupçonner une propagation du processus cancéreux. Le 7 mai 1888, *extirpation totale de l'utérus,* dont le volume presque doublé créa des difficultés. Période post-opératoire satisfaisante, sans élévation de la température. *Récidive trois mois après l'opération.*

OBSERVATION 12. — *Dorga Koupr...*, âgée de 28 ans. Première menstruation à l'âge de 14 ans ; depuis, chaque 3-4 semaines avec une durée de 4-5 jours. 6 accouchements, le dernier il y a 9 mois. Bien qu'elle nourrit elle-même son enfant, un mois après ses couches, elle eut des ménorrhagies abondantes, qui revenaient périodiquement chaque mois. De plus, dans les périodes intercalaires, apparurent des flueurs blanches fétides. *Examen :* utérus absolument mobile, culs-de-sac complètement sains. Sur la portion vaginale de l'utérus, excroissances fongueuses, caractéristiques d'un *cancroïde*. Le 17 mai 1888, *opération*. L'ovaire droit siége d'une dégénération kystique, et considérablement augmenté, fut extirpé avec l'utérus. Période post-opératoire sans complication, sauf une hyperthermie légère. *Un an après l'opération, pas encore de traces nettes de récidive.*

OBSERVATION 13. — *Totiane K...*, 45 ans. Les règles se sont montrées à l'âge de 17 ans, puis revinrent chaque 3-4 semaines avec une durée de 5-6 jours. En tout 9 grossesses, dont une fausse couche et 8 accouchements normaux. Dernier accouchement il y a 14 ans. Au commencement de février se manifestèrent les premiers (?) symptômes de la maladie, sous forme d'hémorrhagies et de douleurs dans la région dorsale. Depuis, les pertes de sang, quoique peu abondantes, ne cessaient que pour un court délai de 2-7 jours, et durant ces intervalles, leucorrhée fétide. *Examen :* utérus augmenté, col utérin aussi considérablement augmenté et déformé par une tumeur. Il offre une ulcération cratériforme et est couvert de masses ramollies. Diagnostic : *cancroïde*. L'affection cancéreuse n'ayant pas envahi les culs-de-sac, l'opération est nettement indiquée, et en conséquence le 23 septembre 1888, on pratiqua l'extirpation totale de l'utérus. La séparation de la vessie, en raison des modifications du tissu cellulaire (modifications cancéreuses ?) interposé entre elle et la matrice, présenta des difficultés sérieuses. Durant la période post-opératoire, on observa un léger mouvement fébrile. *Peu de temps après la sortie de la malade de l'Institut clinique, constatation d'une récidive incontestable.*

OBSERVATION 14. — *Pélagie An...*, 37 ans. Apparition des règles à l'âge de 16 ans. Depuis, menstruation chaque 3-4 semaines, et durant 2-3 jours. Dernière menstruation le 10 décembre. Pas de grossesse. Entre-temps, elle fut soumise à un traitement, dirigé soi-disant contre des érosions du col. Ce traitement fut suivi d'une période de répit. Mais, depuis septembre 1888, elle se reconnut atteinte d'un écoulement sanguinolent, accompagné parfois de douleurs symétriques dans le bas-ventre. Les derniers jours, elle ressentit des douleurs dans les reins. L'investigation démontra la présence d'un *cancroïde* de la portion vaginale de l'utérus. Affection cancéreuse, assez limitée, mais ayant toujours une marche progressive. Opération le 23 décembre 1888. Grâce à la mobilité parfaite de l'utérus et à son petit volume, elle n'offrit pas de difficultés et fut terminée en une demi-heure. Le jour qui suivit l'opération, la température monta jusqu'à 39,6° C., mais déjà, le deuxième jour, elle était redescendue au chiffre normal et ne remonta plus pendant toute la durée de la période post-opératoire.

Observation 15. — *Marine Stepa...*, âgée de 49 ans. Elle ne peut se rappeler la date de ses premières règles. Mais la menstruation se reproduisait régulièrement chaque 3-4 semaines, et durait 7 jours. Elle accoucha 8 fois. Dernier accouchement il y a plus de 4 ans. Il y a environ un an, la menstruation est devenue irrégulière et se montre chaque 2-2 1/2 semaines. Dans les périodes intercalaires, flueurs abondantes et sanguinolentes. Durant les derniers mois, hémorrhagies continues. L'exploration montre que la lèvre antérieure de la matrice est le siège d'une *excroissance cancroïde*, tandis que la lèvre postérieure n'est probablement pas encore affectée. L'utérus est parfaitement mobile, les culs-de-sac intacts. L'opération faite le 28 février 1889 n'a offert aucune difficulté. Dès le second jour après l'opération, la température s'éleva graduellement et atteignit des chiffres très considérables, puis, vers le neuvième jour, elle s'abaissa au degré normal et se maintint sans changements durant près de 5 jours. Cependant, la température s'éleva de nouveau, et subit des variations, qui, dans les 24 heures, allaient jusqu'à 3,5 degrés. Seulement, à peu près vers l'époque où la malade quitta l'Institut clinique, on put constater un abaissement graduel de la température. Le pouls fréquent durant tout le séjour de notre malade à l'Institut clinique atteignit, vers le vingt-sixième jour après l'opération, le chiffre de 130-140. D'ailleurs, il faut tenir compte, que la malade se plaignait surtout d'une toux très forte suivie d'expectoration muco-purulente. D'autre part, on put constater un gonflement œdémateux de l'une ou l'autre extrémité inférieure, gonflement qui s'accompagnait d'une sensation douloureuse à la pression digitale exercée sur la face interne de la cuisse, au point où cheminent des grands vaisseaux sanguins. Il y eut aussi des troubles digestifs presque constants, et en particulier, la malade eut de la diarrhée. Elle eut encore des frissons, suivis de sueurs visqueuses, accidents qui complétaient ce tableau clinique, ayant les caractères d'une affection septique. Quant aux modifications locales, elles furent peu prononcées, et sans proportion avec l'intensité des phénomènes généraux. Il faut noter cependant que, dans ce cas, la suppuration parut assez abondante, ce qui n'eut presque pas lieu dans les autres que nous avons étudiés. A la suite d'injections, nous avons pu constater parfois la présence de fragments de tissu nécrosé. La malade se trouvait dans l'état décrit ci-dessus, presque un mois après l'opération. Un mois environ après l'opération, tous les phénomènes décrits s'affaiblirent, mais progressivement : la malade put, quoique avec beaucoup de peine, quitter le lit, pour quelque temps, et les troubles gastro-intestinaux s'améliorèrent. L'état œdémateux des extrémités inférieures, bien moins prononcé, n'incommodait plus la malade et elle insista pour qu'on lui permit de quitter la Clinique. Malgré nos avis sur les dangers de son état, elle quitta l'Institut, n'ayant pu résister aux caprices de son mari, qui l'emmena à la campagne.

OBSERVATION 10. — *Catherine S...*, 37 ans, fut réglée pour la première fois à l'âge de 15 ans. La menstruation revenait toutes les 3-4 semaines avec la durée de 7 jours. En tout 10 grossesses dont une fausse couche et neuf accouchements à terme. Dernier accouchement, deux ans et demi avant son entrée à la clinique. Depuis peu, menstruation irrégulière et durant d'un à deux jours ; en outre, douleurs au-bas-ventre, mauvais appétit et affaiblissement général. A l'examen avec le *spéculum*, on constata que la région située à gauche derrière l'orifice utérin externe, présentait une surface ulcéreuse, un peu sanguinolente, peu caractéristique et n'ayant aucune ressemblance avec une érosion, ni avec toute autre affection bénigne ; mobilité de l'utérus et état des culs-de-sac tout à fait normaux. Le traitement médical était resté sans résultat. Vu l'impossibilité de définir la nature de l'affection sans le secours du microscope, nous avons entrepris, dans le but d'élucider le diagnostic, l'extirpation *partielle* du col utérin au niveau de la surface ulcéreuse. L'investigation microscopique permit de constater les caractères anatomiques du *cancroïde commençant.* Le 5 avril 1880, *extirpation totale de la matrice par la voie vaginale.* Après avoir extirpé l'utérus et avant d'introduire le tampon, j'ai examiné encore une fois soigneusement, selon mon usage, la surface *cruentée* et, convaincu qu'il n'y avait point d'hémorrhagie, j'introduisis le tampon iodoformé. L'état général de la malade après l'opération fut tout à fait satisfaisant, les organes génitaux ne présentaient point d'écoulement de liquides pathologiques. Cependant, quelques heures plus tard, on pouvait apercevoir un écoulement de liquide sanguinolent, provenant du tampon. La perte du sang se faisant de plus en plus abondante, et la quantité de sang écoulé devenant très considérable vers minuit, je résolus d'enlever le tampon, afin de pouvoir réexaminer la surface opérée. Cela fait, j'ai donné issue à une grande quantité de caillots sanguins, qui siégeaient dans la cavité abdominale (péritonéale). Quand j'eus l'entière conviction, grâce à un examen rigoureux des parties extirpées et acupuncturées, que toutes les ligatures étaient soigneusement appliquées et qu'il n'existait aucun foyer hémorrhagique, j'introduisis de nouveau un tampon solide de morli iodoformé. Après ce tamponnement l'écoulement sanguin ne se reproduisit plus. Il découle évidemment de ce fait que, comme source d'une hémorrhagie interne, nous devons admettre la présence d'un vaisseau sanguin, qui pouvait être oblitéré par un thrombus au moment même de l'examen de la malade. Suites opératoires très bonnes sauf, le 2e jour, une élévation thermique de 38°,3 C. et le troisième de 38° C. Durant tout le reste du séjour de la malade à la clinique, la température resta absolument normale. Dès le 8e jour, survint du météorisme qui força de recourir aux moyens nécessaires pour évacuer l'intestin. Cependant, malgré les lavements répétés et les prises de décoction de *Frongula* cum natro sulphurico, on ne put provoquer des garde-robes. Deux doses de calomel (0,6 grammes chacune) administrées le 12e jour restèrent aussi sans aucun effet, et tandis que le ventre était extrêmement météorisé, rénitent et douloureux, la malade qui avait perdu complètement l'appétit eut plusieurs fois des vomissements bilieux et muqueux. Il n'était pas un instant douteux qu'il s'agissait dans ce cas d'une occlusion intestinale, déterminée probablement par les causes suivantes : 1° action purement mécanique d'un tampon solide et volumineux, qui était dans le vagin, et 2° irritation que pouvait exercer sur le *péritoine*, le tampon introduit assez profondément, état qui pouvait à son tour présider à l'apparition d'un épanchement plastique et à la production de pseudo-adhésions des anses intestinales avoisinantes. Cette dernière circonstance était elle-même capable de causer l'occlusion intestinale. En présence de tous ces phénomènes, nous décidâmes de pratiquer la laparotomie dans le cas, où il serait impossible de solliciter avant le lendemain l'évacuation du canal intestinal. Cependant, nous crûmes raisonnable de retarder l'exécution de la laparotomie en nous basant sur les faits suivants : 1° après le dernier lavement (4 litres), l'eau écoulée de l'intestin parut un peu plus colorée qu'après les précédents, et 2° il n'existait point de phénomènes menaçant la vie de notre malade : le pouls restant plein et non fréquent, enfin, 3° un lavement donné quelques heures plus tard, amena une défécation très abondante. À la suite de ces défécations, les fonctions de tube intestinal se rétablirent et l'amélioration progressive dans l'état de notre malade ne fut plus interrompue par aucune complication.

OBSERVATION 17. — *Darga Nikol...*, âgée de 53 ans, fut réglée pour la première fois, à l'âge de 18 ans ; depuis menstruation revenant toutes les 3-4 semaines, ordinairement pendant 5 jours. Dernières règles, il y a déjà 6 ans, 8 grossesses, dont une fausse couche et sept accouchements à terme ; le dernier, il y a déjà 13 ans. Environ 7 mois avant son entrée à la clinique, elle eut de la leucorrhée, qui alla en augmentant de plus en plus. Le dernier mois, la malade remarqua que l'écoulement devenait sanguinolent et parfois elle ressentit des sensations douloureuses aux reins. L'exploration montra qu'il s'agissait d'un *cancroïde du col utérin*, culs de-sac sains et mobilité de l'utérus, augmenté de volume, complètement normale. Le 23 mai 1889, comme le cancer du col était compliqué de pyométrie, le col fut pris dans une ligature solide, destinée à arrêter les écoulements de la cavité utérine. Période post-opératoire sans complications : une seule fois, la température atteignit un chiffre au-dessus de la normale 38°,3 C.

OBSERVATIONS 18 et 19. — De ces deux cas, à mon grand regret, je ne puis donner qu'une relation moins détaillée, parce que, des changements étant survenus dans le service, on perdit les renseignements plus précis qu'on avait à leur sujet. Dans les deux cas il s'agissait encore d'un *cancroïde* de la portion vaginale de l'utérus, avec culs-de-sac intacts et mobilité de l'utérus parfaitement normale. Opération absolument typique. Dans un de ces cas, indépendamment des modifications pathologiques du col utérin, la partie moyenne de la paroi postérieure du canal vaginal présentait sur une étendue d'un peu moins de 2 centimètres carrés, une infiltration dure, assez limitée, peu caractéristique par sa forme extérieure. Dans l'idée que cette altération de la paroi vaginale était aussi d'origine maligne, on pratiqua la résection de la portion correspondante de cette paroi, et on appliqua une série de sutures pour réunir les bords de la plaie opératoire. L'amélioration des malades fut parfaitement satisfaisante. Après leur sortie de l'Institut clinique, on ne les revit plus.

Observation 20. — *Matrèna Serg.*, âgée de 40 ans. Première menstruation à 22 ans ; puis chaque 3 semaines avec la durée de 7 jours. Elle a accouché dix fois ; dernier accouchement un an et sept mois avant son entrée à la clinique. Depuis six mois, les flueurs, très abondantes jusqu'alors, sont devenues sanguinolentes et s'accompagnent de douleurs au bas-ventre. La sœur de cette malade est morte à l'âge de 29 ans des suites d'un cancer utérin. L'exploration montra que l'affection cancéreuse avait détruit tout le canal du col utérin, excepté les culs-de-sac. Diagnostic : *cancer de l'utérus.* Après l'opération exécutée le 28 janvier 1886, un tampon est introduit. Par suite de la fétidité des sécrétions les tampons furent supprimés dès le dixième jour après l'opération, et l'on fit des injections au sublimé. La veille, il y avait eu élévation de la température jusqu'à 38°,7 C., tout le reste de temps la température ne dépassa pas les limites normales. *Cinq mois après, récidive.*

Observation 21. — *Ilka Zew...*, 53 ans. Réglée pour la première fois à l'âge de 13 ans. La menstruation se fit ensuite toutes les 4 semaines, durée de 5-6 jours. Il y a six ans, ménopause. Pas de grossesse. Deux ans avant son entrée à la clinique, survinrent des pertes de sang atypiques. Le sang et les sécrétions, en général, provenant des organes génitaux, s'accompagnaient d'une odeur extrêmement fétide.

État actuel. L'entrée du canal vaginal est très étroite. La portion vaginale de l'utérus est un peu augmentée, la forme en est normale. Par l'orifice externe se fait un écoulement fétide, brunâtre, mêlé de sang. Dans le fond de l'orifice externe, on peut, par la palpation digitale, reconnaître la présence de fongosités saignant facilement. L'utérus augmenté de volume a les dimensions du poing, il est parfaitement mobile. Les culs-de-sac paraissent intacts. La malade présente un état fébrile, température, 38,3° C. Pour confirmer le diagnostic de dégénération maligne développée dans la cavité utérine, nous avons, le 7 mai, à l'aide d'une curette tranchante, introduite dans l'intérieur de l'utérus, opéré le raclage. La cavité utérine présentait les dimensions de 11-12 centimètres. La curette, qui pénétrait très facilement dans la cavité de l'utérus, paraissait pour la main explorant la paroi abdominale, être immédiatement au-dessous de cette paroi. Ce fait démontrait évidemment un amincissement extrême des parois utérines. La cavité utérine fut soigneusement lavée avec une solution au sublimé sous une faible pression.

Bientôt après survint un frisson intense et la température monta jusqu'à 39°,8 C. Le lendemain matin cependant, la température s'abaissa un peu. Les frissons se reproduisirent de temps en temps, mais l'écoulement génital ne fut pas moins fétide que la veille. La propagation et l'étendue du cancer (vu qu'il ne restait d'intact que la surface externe de l'utérus) offrait dans ce cas une contre-indication à l'extirpation totale de l'utérus.

D'autre part, l'état général de la malade, la production répétée de frissons intenses, et la température fébrile, indiquaient clairement qu'il s'agissait ici d'une résorption active d'éléments putrides charriés ensuite dans toute l'économie.

De quelle manière fallait il débarrasser l'organisme de cette résorption d'éléments septiques ?

Le procédé le plus radical nous parut devoir être le raclage rigoureux de toute la cavité utérine, suivi d'une antisepsie absolue. Mais, ce raclage fait, les parois de l'utérus nous parurent extraordinairement amincis du fait du processus destructif de l'affection cancéreuse ; et même, au moment de le pratiquer, l'idée suivante nous était déjà venue à l'esprit : n'avions-nous pas lors du premier curage, perforé l'utérus, et l'aggravation immédiate si marquée survenue consécutivement dans les symptômes généraux, n'avait-elle pas simplement été la conséquence d'une péritonite par perforation, et de la résorption active de produits septiques?

En résumé, étant données les conditions précédentes, et d'autre part, l'état relativement normal des tissus péri-utérins, il ne nous restait qu'à entreprendre l'extirpation totale de l'utérus, qui fut faite le 8 mai 1880. En raison de l'étroitesse extrême de l'orifice externe, en relation sans doute avec l'absence de grossesse, nous dûmes avant d'entreprendre l'extirpation totale de l'utérus, disséquer tout le long du périnée jusqu'au sphincter anal externe, après quoi nous réussîmes, quoique avec beaucoup de difficultés, à terminer l'opération. Ces difficultés furent d'une part la conséquence du volume exagéré de l'utérus, et d'autre part de l'amincissement extrême de son tissu, qui cédait sous la prise des instruments et menaçait de se déchirer à la moindre traction.

Les premiers jours après l'opération la température s'éleva jusqu'à 38°,4 C. mais ensuite elle resta normale tout le temps. Dès le second jour déjà, malgré le cathétérisme qui évacua 400 centim. cubes et plus d'urine, il se fit par les organes génitaux un écoulement de liquide qui dégageait une forte odeur d'ammoniaque. Nous avons reconnu plus tard que cet écoulement était de l'urine, s'échappant probablement d'un uretère lésé pendant l'opération.

Un mois environ après l'opération constatation déjà d'une récidive au début.

OBSERVATION 22. — *Irène Pet...* Elle ne peut dire exactement son âge, mais paraît avoir 40-45 ans. Première menstruation à l'âge de 16 ans, puis revenant toutes les trois semaines, avec une durée de 27 jours. Elle accoucha deux fois. Dernières couches, il y a 20 ans. Depuis ce temps, elle est toujours malade. Deux mois avant son entrée à l'Institut clinique, la menstruation est devenue plus prolongée, de 10-14 jours. Durant les périodes intercalaires, flueurs blanches compliquées parfois de douleurs dans les reins. Un examen rigoureux de cette malade nous permit de diagnostiquer un *carcinome* de l'utérus. Culs-de-sac parfaitement sains. Opération, le 3 mars 1888. L'ovaire droit et la trompe correspondante affectée d'*hydrosalpinx*, furent extirpés avec l'utérus. La période post-opératoire fut, dès le troisième jour, compliquée d'une pneumonie croupale. Néanmoins le 23e jour, la malade était déjà dans un tel état de santé qu'elle pouvait quitter la Clinique impunément.

OBSERVATION 23. — *Théodosie Alex...*, 30 ans. Réglée pour la première fois, à 16 ans. Menstruation toutes les 4 semaines avec une durée de 5-6 jours. Elle accoucha 5 fois. Depuis son dernier accouchement, qui avait eu lieu 3 années auparavant, notre malade ressentit des douleurs au bas-ventre et dans les reins, et se vit atteinte de flueurs blanches. Un mois environ avant son entrée à l'Institut clinique, les flueurs étaient devenues extrêmement abondantes et colorées de sang. Culs-de-sac parfaitement sains ; utérus augmenté de volume, saignant facilement et portion vaginale d'une consistance, pour ainsi dire, friable. Les autres altérations sont assez caractéristiques pour permettre de diagnostiquer un *carcinome au début (incipiens)*. Opération le 23 mai 1888. Durant trois jours après l'opération, la température offrit les chiffres de 38° C. — 38°,3 C.

Observation 21. — *Marie K...*, 49 ans. Jusqu'à la maladie actuelle, aucun trouble du côté des organes génitaux ; menstruation toujours régulière et période puerpérale toujours normale. Durant les trois dernières années, première apparition de souffrances siégeant dans l'appareil sexuel. Dans les derniers temps, elle fut traitée par des spécialistes pour des anomalies de la menstruation : menstruation très abondante et prolongée. Elle eut ensuite de la leucorrhée, et on aurait même constaté une exulcération sur le col utérin. Il y a moins d'un an, qu'elle eut recours à un gynécologiste pour des pertes sanguines considérables avec aggravation des autres symptômes. Elle subit alors l'amputation du col utérin, combinée probablement avec le raclage de la muqueuse de la cavité utérine. Les symptômes morbides qui inquiétaient la malade disparurent pour quelque temps et, après un séjour aux eaux minérales du Caucase, elle se sentit considérablement soulagée. Cependant, cette amélioration ne fut que passagère et, en automne, les symptômes précédents apparurent, surtout des ménorrhagies, plus violentes encore qu'auparavant.

Examen : utérus considérablement augmenté, indolent et parfaitement mobile. Les culs-de-sac n'offrent point de modications morbides. Les portions de la muqueuse enlevées par raclage, dans un but diagnostique, ont présenté un épaississement considérable combiné avec un développement énorme des glandes ; quelques-unes de ces dernières étaient fortement distendues et encombrées de cellules épithéliales. Diagnostic : *cancer glandulaire* (carcinoma). Opération le 28 décembre 1888.

Cette opération provoqua des pertes sanguines très considérables (grâce au développement énorme du système veineux, *varices*) et nous fûmes forcés d'appliquer ici une grande série de sutures hémostatiques. Sur l'utérus on trouva un fibro-myôme interstitiel ayant le volume d'une noix (1).

La narcose, produite par chloroforme, fut passablement accidentée, car, pour réveiller la malade, il fallut recourir à la respiration artificielle et employer tous les moyens excitants.

Suites opératoires normales sous tous les rapports et sans élévation de la température.

OBSERVATION 23. — *Pélagie Fim...*, âgée de 40 ans. Première menstruation à l'âge de 14 ans, revenant ensuite en abondance chaque trois semaines, pendant 7 jours. Pas de grossesse. Elle entra à l'Institut clinique pour ménorrhagie, presque permanente depuis 3 mois. L'utérus n'est pas augmenté, il est parfaitement mobile, l'orifice externe est à moitié ouvert, la muqueuse du col utérin paraît rude, les culs-de-sac sont complètement sains. La dilatation et le raclage de l'utérus, entrepris dans un but diagnostique, permirent de constater qu'il s'agissait d'un *adénome malin*. Opération, c'est-à-dire extirpation totale de l'utérus le 1er avril 1887. Suites opératoires tout à fait satisfaisantes, la température resta toujours dans ses limites normales.

OBSERVATION 24. —*Eugénie Tim...*, 39 ans, réglée pour la première fois, à 17 ans ; menstruation ordinairement chaque 4 semaines, avec une durée de 3-4 jours. Elle accoucha trois fois, dernier accouchement il y a dix ans. Les derniers trois mois avant son entrée à la

(1) Quelques auteurs ont émis l'opinion, que la coïncidence du cancer et de fibro-myôme dans l'utérus constitue une éventualité extrêmement rare. A peine serait-il juste cependant d'adopter cette opinion, basée exclusivement sur les faits cités dans la presse car : 1° le nombre de ces cas depuis qu'on s'occupe de cette question, augmente de jour en jour, et 2° on s'est surtout attaché à décrire les cas où la tumeur fibreuse offre un certain intérêt par un volume assez considérable, qui crée des difficultés à l'opération, tandis que les petits fibroïdes furent négligés. Il n'y a rien d'étonnant que les petites tumeurs aient pu être omises faute d'attention. Sur mes 30 cas, dans 3 (cités 4, 7,) le cancer se compliqua de fibro-myômes, ce qui donne une proportion de 10 pour 100.

Clinique, elle avait constaté que ses règles revenaient très irrégulièrement et se prolongeaient beaucoup. Dans les périodes intermenstruelles, survenaient parfois des flueurs souvent sanguinolentes et avec une odeur désagréable.

Exploration : utérus un peu augmenté, portion vaginale privée çà et là de la couche épithéliale. Au cours de l'examen survint une hémorrhagie. Le diagnostic d'une affection maligne fut pleinement confirmé ; les examens microscopiques des pièces prises sur le col et dans la cavité utérine ont prouvé qu'il s'agissait d'un *adénome malin ;* de plus, sur quelques coupes, on pouvait même observer les détails de structure qui caractérisent le cancer alvéolaire. L'opération, faite le 1er mars 1888, dura 35 minutes. Suites opératoires complètement normales, sans élévation de la température.

OBSERVATION 27. — *Nadejda R...*, 50 ans (?). Elle avait antérieurement joui de la meilleure santé et malgré des grossesses répétées avait toujours traversé heureusement la période puerpérale. Mais il y a déjà deux ans, que ses règles étaient devenues très prolongées, durant parfois dix jours. De plus, très abondantes, elles revenaient chaque deux semaines. Deux fois, la malade fut opérée (raclage de l'utérus), et le traitement fut dirigé contre une affection de la muqueuse utérine, mais la ménorrhagie, après l'opération, ne fut supprimée que pendant 2-3 mois. L'examen microscopique des pièces de la muqueuse obtenues par le second raclage montra qu'on avait affaire à un *adénome malin.* Toutes ces circonstances étant prises en considération, on proposa à cette malade une opération radicale, proposition que la malade accepta 2 mois après, quand la ménorrhagie se manifesta de rechef.

Opération le 15 avril 1888. Malgré la mobilité imparfaite de l'utérus, qui gênait l'abaissement de l'organe vers l'issue du bassin et la nécessité où nous fûmes de pratiquer encore l'acupuncture des points hémorrhagiques, l'opération fut achevée à peu près en 35 minutes.

Suites opératoires absolument satisfaisantes, il n'y eut qu'une seule fois élévation de la température jusqu'à 38,0° C. (10e jour après l'opération). Un an après, examinant cette femme qui, sous tous les rapports, offrait une amélioration très notable, il me fut impossible de constater soit sur le tissu de la cicatrice, soit sur tout autre point, une altération quelconque qui pût faire penser à une récidive.

Observation 28. — *Olga L...*, 46 ans. Réglée pour la 1re fois à l'âge de 14 ans, durée des règles de 5-6 jours. Depuis, menstruation chaque 3 semaines. Jamais enceinte. Il y a plusieurs années apparition de douleurs dans les reins et au bas-ventre et leucorrhée, depuis trois ans cet état morbide se compliqua, de pertes sanguines sous forme de méno et métrorrhagies, accompagnées d'un trouble notable de nutrition. L'exploration donna les résultats suivants; rétroflexion de l'utérus (résidua parametritidis et endometritidis hyperplasticæ, resp. adenoma malignum). Le 30 mai 1887, raclage de la muqueuse utérine. Six mois après, les hémorrhagies se renouvelèrent encore plus intenses et avec consentement de la malade, on pratiqua le 2 mai 1888, l'extirpation totale de l'utérus. Cet organe, suivant le diagnostic précédemment posé, paraissait être soudé par des adhérences aux parties ambiantes. Suites opératoires tout à fait satisfaisantes. Examinant notre malade trois semaines après l'opération nous pûmes constater que les bords de la plaie opératoire étaient le siège d'une infiltration inflammatoire, qui troublait à peine cette malade, ne provoquant pas trop de douleurs, et qui disparut après un traitement de 1 1/2-2 mois. Un nouvel examen, pratiqué 1 an après l'opération, montra que la situation était très satisfaisante.

Observation 29. — *Théodosie Mal...*, 44 ans. Première menstruation à l'âge de 17 ans, puis chaque 3 4 semaines, pendant 8 jours; 15 grossesses dont 4 fausses couches. Dernier accouchement, il y a 6 ans. Depuis un an hémorrhagies intenses : la menstruation ne revient pas au terme juste et a une durée excessive. Depuis deux mois, supposant qu'elle est affectée d'une endométrite, on a opéré le raclage de l'utérus. L'examen microscopique indiqua qu'il s'agissait dans ce cas d'une *endométrite hyperplastique glandulaire*. Malgré ce raclage, la ménorrhagie se reproduisit deux mois après l'opération. Le raclage de la muqueuse utérine fut répété et suivi d'une injection de teinture d'iode. Mais, par l'examen microscopique de la muqueuse utérine, nous réussîmes à constater qu'il existait ici une production abondante de glandes pénétrant, çà et là, dans l'épaisseur de la paroi utérine et détruisant la couche musculaire (*adénome malin*). Les préparations obtenues n'étant pas assez significatives pour permettre d'affirmer une affection maligne, et la malade devant rester encore en notre observation, nous remîmes l'opération au retour éventuel des accidents. Or, 5 mois s'étaient à peine écoulés que la malade se plaignait à nous d'éprouver les mêmes troubles que jadis. Comme il n'existait aucun doute au sujet de cette récidive, nous admîmes sans hésiter la nature maligne de l'affection, aussi le 5 mai 1888, pratiquâmes-nous l'extirpation totale de l'utérus et l'ablation des deux ovaires, parce que ces derniers offraient incontestablement une dégénération kystique. Les suites opératoires, malgré la déchéance profonde de la nutrition, furent normales. Le lendemain de l'opération, la température s'éleva jusqu'à 38°,5 C., mais deux jours avant l'opération, elle atteignit 38°,4 C. Ayant eu l'occasion d'observer cette malade durant toute une année, nous pouvons affirmer que, durant cette période, sa santé s'améliora considérablement. De temps en temps, elle éprouve toutefois comme des poussées congestives au cerveau.

Observation 30. — *Constance D...*, âgée de 48 ans. Première menstruation à l'âge de 17 ans, revenant ensuite toutes les 3-4 semaines, et durant de 4-7 jours. Elle accoucha 4 fois, dernier accouchement il y a 16 ans. Durant les deux derniers mois, elle fut sujette à des pertes sanguines continuelles. Explorant l'utérus, on le trouva considérablement augmenté, augmentation qui portait principalement sur la portion vaginale. La couche épithéliale de cette région se détachait facilement au cours de l'exploration, exfoliation qui amenait un écoulement de sang. Col utérin mou et succulent, orifice externe légèrement entr'ouvert. L'étude microscopique des fragments extirpés de la portion vaginale et de la muqueuse utérine) montra qu'il s'agissait d'un *adénome malin*, aussi le 7 mars 1889 nous pratiquâmes l'extirpation totale de l'utérus. Période post-opératoire tout à fait satisfaisante.

Ces 30 cas d'extirpation totale de l'utérus me permettent d'émettre quelques considérations concernant l'opération elle-même, surtout en ce qui a trait à la cure radicale du cancer utérin.

I. — Indications.

L'opération de l'extirpation totale de l'utérus est indiquée presque exclusivement, comme je l'ai déjà dit, dans les cas de productions malignes de cet organe ; il est dès lors facile de comprendre que le degré de propagation du néoplasme est, pour le chirurgien, une question de la plus haute importance. Si l'on veut établir une distinction nette et tranchée, on peut diviser les indications de la manière suivante :

1° *Indications relatives*, correspondant aux cas où l'extirpation de l'utérus est considérée comme un procédé palliatif ;

2° *Indications absolues*, correspondant à ceux où l'opération est un moyen radical de guérison des malades.

Lors d'indications relatives, il n'est pas douteux qu'après l'opération et avant que la récidive ne survienne, les malades opérées se trouvent dans un état en tous points satisfaisant, n'ayant plus ni douleurs, ni ménorrhagies, ni écoulements fétides ; aussi l'opération, même exécutée en raison d'indications relatives, présente-t-elle sa raison d'être. Il est certain, que feu le professeur Schroeder insistait déjà sur ce fait, affirmant que cela suffisait pour motiver l'intervention opératoire.

Récemment, la question de savoir s'il fallait avoir recours à l'extirpation totale de l'utérus, lors d'indications relatives, a été le point de départ d'une vive discussion dans les séances du dernier congrès des naturalistes et médecins allemands à Cologne (1), quand Thieme eut relaté un cas où la malade, deux ans après l'opération, jouissait d'un état de santé parfaitement satisfaisant. Il est indubitable qu'un pareil fait est rare et qu'il ne s'observe que dans des conditions particulières ; aussi pour poser les indications relatives de l'extirpation totale de l'utérus, est-il impossible de donner des règles générales applicables à tous les cas, d'autant que l'on a toutes raisons de croire, que le plus souvent l'extirpation totale de l'utérus accélère l'issue fatale.

Laissant même de côté ce fait que nous soumettons les

---

(1) *Archiv. f. Gynäkol*, Bd XXXIII, Heft 2, s. 317. *Comptes rendus du congrès publiés* dans le *Centralblatt f. Gynäkol.*, 1888.

malades au risque de succomber par suite de l'opération elle-même, nous devons reconnaître que l'extirpation totale d'un organe avec une masse de tissus malades adjacents favorise, au moment de la récidive, la propagation de l'affection maligne aux organes internes importants, et empêche par cela même le médecin d'appliquer le raclage répété, qui, à lui seul, produit un bien-être relatif plus ou moins durable. Il faut mettre en ligne de compte la nature des éléments cancéreux et les différentes variétés de cette affection pour apprécier approximativement la rapidité d'une récidive inévitable. Si nous nous rappelons que, dans les faits en question, on est souvent obligé d'opérer au niveau de tissus malades, parfois tellement modifiés qu'il est impossible de serrer convenablement les ligatures, ce qui est nécessaire pour éviter l'hémorrhagie consécutive, il devient évident que le danger de l'hémorrhagie, associé aux autres, nous oblige à limiter l'indication de l'intervention opératoire, en pareil cas, au minimum possible.

Contrairement aux conditions relatives susindiquées, qui doivent restreindre l'indication de l'extirpation totale de l'utérus par la voie vaginale, l'opération en question doit s'appliquer largement là où l'on peut compter encore enlever totalement l'utérus, si l'affection est parfaitement localisée. Dans de pareils cas ce procédé opératoire doit être incontestablement considéré comme un moyen unique et, en tous cas, comme le plus sûr de la chirurgie moderne.

Il est bien certain que, dans les opérations dirigées contre des cancers, il est nécessaire de disséquer aussi les tissus avoisinants, qui ne sont en apparence pas intéressés, afin d'être sûr que tout ce qui est affecté soit enlevé. Le succès de l'opération dépend essentiellement de la possibilité d'accomplir entièrement cette *conditio sine qua non*. La réalisation exacte de ces exigences, *dans la cure radicale de cancer utérin*, semble moins difficile que dans les cas où il s'agit d'extirper d'autres organes internes, affectés de cancer. Sous ce rapport l'utérus présente un certain avantage par rapport à d'autres organes du corps humain. Cet avantage consiste en ce fait qu'il est, en quelque sorte, isolé par rapport aux parties ambiantes, qu'il n'est en continuité qu'avec des organes relativement minces et facilement accessibles, d'où la possibilité de déterminer exactement l'état de l'appareil ligamenteux et des autres adhérences de l'utérus. D'un seul côté l'utérus est uni sur une étendue relativement large avec les parties ambiantes, dans sa portion antérieure, où il se trouve très rapproché de la vessie : aussi dans cette région est-il très difficile de préciser l'étendue de l'affection. Le degré de propagation du processus morbide destructif de ce côté ne se détermine nettement que pendant l'opération, au moment du raclage des masses cancéreuses, de l'incision et de la séparation de la paroi vaginale antérieure. Il m'est arrivé fréquemment d'être obligé de me borner à un simple raclage dans des cas, où les malades m'avaient été adressées par des collègues compétents pour subir l'extirpation totale. Dans ces cas j'ai remplacé l'extirpation par le raclage, bien que j'eusse été, avant l'opération, d'accord avec mes collègues sur la nécessité de l'opération radicale.

Le tableau clinique des cancers du fond de l'utérus est souvent si peu caractéristique, qu'on ne peut arriver au diagnostic que par le raclage, que j'exécute toujours avant d'entreprendre l'extirpation totale de l'organe. Malgré l'état parfaitement normal du museau de tanche et malgré les contours normaux de toute la portion vaginale du col, l'affection cancéreuse peut avoir déjà complètement détruit toute la paroi antérieure du col utérin et en se propageant jusqu'à la vessie avoir envahi encore la partie voisine de celle-ci. Il est évident, qu'en présence de ce fait, il est impossible, en général, d'espérer une guérison radicale, et s'il arrive que, même dans de pareilles circonstances, on réussisse à achever l'opération et à extirper l'utérus entier, on ne fait cette opération que parce que cette manière d'agir présente, pour différentes raisons, les plus grands avantages pour la malade. Il est facile de comprendre que, dans ces cas, l'opération n'est effectuée que d'après des indications relatives.

Non seulement il faut se rendre compte du degré de propagation du cancer aux organes avoisinants mais encore il faut établir jusqu'à quel point cette affection maligne a envahi les diverses parties du corps utérin qui sont plus ou moins éloignées du foyer primitif de la maladie. La détermination exacte de ce fait présente une très grande importance puisqu'il s'ensuit l'indication d'appliquer tel ou tel procédé d'intervention opératoire.

Comment se comporte le corps de l'utérus lorsque le cancer envahit la partie vaginale de l'utérus et inversement? Pour résoudre cette question, il faut étudier successivement les diverses variétés de l'affection cancéreuse et le degré de sa propagation. Le côté anatomo-pathologique de cette question extrêmement importante et pleine d'intérêt, donnant lieu à des considérations spéciales, qui feront l'objet d'un mémoire ultérieur, je n'aborderai ici que les points qui me paraissent avoir quelque importance pratique au point de vue de l'indication de l'intervention opératoire. Prenant pour base l'état *actuel* de la question, nous devons admettre la *nécessité de l'extirpation de l'organe entier* dans tous les cas où il s'agit de l'affection cancéreuse de la portion vaginale de l'utérus. Cette nécessité est soutenue par de nombreux partisans comme Fritsh, Landau, Strotz, etc. Elle est basée sur les faits suivants : 1° dans la plupart des cas il est bien difficile d'établir exactement la limite entre les parties saines et les parties malades de l'utérus; 2° jamais on ne peut être sûr que, pratiquant l'incision dans les parties saines, on ne laisse pas un foyer cancéreux qui n'a pas encore atteint son complet développement.

Des observations intéressantes à cet égard ont été publiées par Strotz (1) et Binswanger (2) : sur l'utérus extirpé

(1) STROTZ. Eine Modification des Uterusextirpation per Vaginus. *Centralblatt f. Gyn.*, 1888, n° 50.

(2) FRITSCH. *Archiv. f. Gynäkol.*, 1887, XXIX, Bd II, Heft 3, s. 362.

pour un cancer du col on pouvait constater la présence de foyers cancéreux parfaitement isolés, dont l'existence n'avait été nullement soupçonnée avant l'opération. Ces foyers cancéreux s'étaient probablement développés indépendamment et sans aucun lien avec la partie affectée, dont la lésion avait conduit à l'extirpation de l'utérus. De même, dans le cas de Schrœder où l'on n'avait affaire qu'à un cancer du col *seul*, où selon toutes les données, on pouvait espérer que tous les tissus modifiés par le cancer étaient extirpés par une résection partielle du col, il se manifesta cependant bientôt une récidive, qui conduisit à l'extirpation totale de cet organe nécessaire pour obtenir une guérison radicale. Il est évident que, par suite de ces conditions, l'extirpation secondaire de l'utérus pourrait aggraver considérablement le pronostic. Moi-même, une fois, j'ai dû extirper l'utérus entier (cas 11) un mois et demi après que la malade avait été opérée par un spécialiste gynécologiste. Dans ce cas, l'opérateur, qui m'avait précédé, n'avait amputé que le col utérin espérant ainsi arrêter le développement de la maladie. Quand la malade s'adressa à moi, la récidive s'était localisée sur la cicatrice; l'état des culs-de-sac vaginaux et de tous les tissus péri-utérins plaidait en faveur d'une extirpation totale de cet organe. Cependant, trois mois après l'opération survinrent les traces évidentes d'une récidive.

Dans un cas analogue, un à deux mois après l'amputation du col, j'ai vu de même la récidive sur la cicatrice mais en même temps l'état des culs-de-sac excluait l'indication d'une opération radicale. Bien que ces divers faits établissent nettement que même une affection *partielle* de l'utérus commande l'extirpation de l'organe *entier*, qui risque moins de laisser intact un foyer cancéreux plus ou moins éloigné, nous devons discuter le conseil de Schrœder et de ses élèves (Ruge et Veit) qui se bornent à extirper exclusivement la partie affectée de l'utérus, si l'opération est entreprise opportunément. En principe il serait certainement toujours désirable si l'affection était localisée au col utérin de se borner exclusivement à l'amputation de la partie affectée sans priver la femme de l'organe entier ; mais nous devons à regret dire que cette manière d'agir ne pourra raisonnablement s'appliquer que dans un avenir plus ou moins lointain, lorsque le diagnostic du cancer en général et le moyen de distinguer nettement le tissu normal du tissu affecté par le cancer sera bien connu. La difficulté de déterminer les limites exactes, au moment de l'opération entre les tissus affectés et les tissus sains ne se présente pas seulement dans les cas de cancer glandulaire, qui ont tendance à se propager de préférence à la surface de la muqueuse vers la profondeur de la cavité utérine, mais aussi dans des formes de cancer épithélial (cancroïdes) plus facilement reconnaissables.

Récemment, quelques auteurs allemands (Landau, Abel, Fränkel), ont donné de l'importance à ce fait, que par suite de la lésion du col utérin, la muqueuse de la cavité du corps de l'utérus était soumise à de profondes modifications. Ces modifications sont souvent tellement nettes, qu'on peut les déterminer même macroscopiquement. Bien qu'il n'existe point d'objections sérieuses aux rapports de dépendance qui existent entre la modification de la muqueuse de la cavité utérine et l'existence d'un cancer du col de l'utérus, nous ne pouvons cependant pas admettre que la question soit complètement éclaircie et résolue ; elle est encore de date trop récente, et ces modifications sont loin d'être suffisamment étudiées.

De même, l'opinion qui veut que ces modifications de la muqueuse utérine soient de nature maligne et sarcomateuse (Abel, Waldeyer) ne peut être regardée comme définitivement établie quoiqu'elle paraisse probable.

Ces diverses considérations nous obligent, dès que le diagnostic du cancer est fait, même dans ses premières périodes, à préférer l'extirpation totale de l'utérus par la voie vaginale aux autres procédés opératoires qui se bornent à la résection partielle d'une portion plus ou moins grande de l'utérus. Quant aux objections des adversaires de cette opération qui disent que l'amputation du col utérin est moins grave pour les malades que l'hystérectomie totale, elles ne supportent pas la discussion, le tant pour 100 de la mortalité après l'extirpation totale pouvant, dès aujourd'hui, supporter la comparaison avec la mortalité qui suit l'amputation sus-vaginale haute du col utérin, indiquée dans ces cas par les susdits adversaires.

Dans le *Traité de gynécologie*, récemment publié en russe, par le professeur Slaviansky, le pourcentage de mortalité de cette dernière opération (page 678) est de 9,5 0/0. En comparant ce chiffre avec les résultats de l'extirpation totale de l'utérus par la voie vaginale publiés dernièrement, on voit que la mortalité chez Fritsch est égale à 10 0/0 ; chez Léopold, 6,2 0/0, et chez moi, 0,0 0/0. Il est évident que ces résultats de l'extirpation totale peuvent être avantageusement mis en opposition avec les résultats de l'amputation haute du col utérin.

En résumant les données précédentes, nous arrivons à la conclusion seule possible, que tous les avantages appartiennent à l'extirpation totale de l'utérus, opération plus radicale et pas plus dangereuse que la résection partielle du col utérin.

Les raisons avancées en faveur de l'extirpation totale de l'utérus dans les affections du col utérin, peuvent être opposées encore avec plus de force à l'amputation du corps de l'utérus par hystérotomie (Schrœder), quand le col utérin ne paraît pas affecté et qu'on a diagnostiqué un cancer du corps de l'utérus. Dans des cas semblables, sans égard au danger incomparablement beaucoup plus grand pour la malade qui résulte de la laparotomie, le principe conservateur manque absolument de raison d'être. Si, en amputant le col utérin on peut espérer que l'utérus intact pourra encore fonctionner, il n'en est pas de même lorsqu'on ampute le corps en conservant le col. Aussi dans les cas de ce genre, la chirurgie conservatrice ne sera-t-elle justifiée que dans l'avenir, si l'on trouve le moyen d'opérer sans risquer la vie des malades pour satisfaire à un principe conservateur.

II. — Diagnostic.

Le succès de la cure opératoire radicale du cancer utérin dépendant essentiellement de l'ablation de *tous* les tissus affectés de cancer, il est nécessaire, de savoir diagnostiquer chez chaque malade, d'une manière *précise* et *exacte* le degré de développement de l'affection, ou, en d'autres termes, de savoir établir la différence entre le tissu morbide et le tissu sain. Il est vrai, que sous ce rapport nous possédons certains signes cliniques qui peuvent nous aider, mais ces signes sont imparfaits et n'acquièrent souvent de netteté, qu'au moment où la maladie a pris un développement tel que la cure radicale ne peut plus être obtenue.

Les recherches faites à l'aide du microscope, dans des conditions semblables, ne peuvent aussi conduire, dans la plupart des cas, à des conclusions définitives, parce que tout ce que nous savons sur les voies et sur la manière dont se propage le cancer est trop insuffisant pour en tirer des déductions pratiques. De même la détermination nette des éléments cancéreux n'est pas toujours facile histologiquement; aussi, privés des données topographiques, sommes-nous souvent placés dans des conditions très défavorables par rapport à l'appréciation exacte de chaque cas. Aussi tentons-nous de faire nos incisions dans des tissus normaux, aussi loin que possible de la région affectée, nous efforçant d'enlever les tissus avoisinants sur l'étendue la plus large, dans l'espoir que cette manière d'agir purement empirique, je serai même tenté de dire obscure et problématique, nous mettra dans la possibilité de sauver plus sûrement la malade.

Tant que nous n'aurons pas trouvé le moyen de distinguer nettement et sans erreur le tissu normal du tissu pathologique, tous nos efforts devront être dirigés vers la constatation aussi précoce que possible de l'affection afin de pouvoir arrêter sa propagation par une intervention opératoire opportune. Il est évident que dans ce cas nous devrons regarder comme le meilleur, le moyen qui nous permettra de faire le diagnostic le plus rapidement possible. A ce point de vue il faut placer en première ligne l'examen microscopique.

Lorsque le diagnostic du cancer peut être fait à l'aide de moyens cliniques, il n'y a aucune difficulté à le confirmer par l'investigation microscopique, car dans les cas qui sont reconnaissables cliniquement il s'agit ordinairement d'une affection qui remonte déjà à une époque éloignée. Par suite du développement considérable du processus morbide, les préparations microscopiques faites pour confirmer le diagnostic présentent presque dans chaque coupe des modifications histologiques caractéristiques du cancer.

Il est malheureusement beaucoup plus difficile de diagnostiquer histologiquement le cancer dans ses périodes initiales, alors justement que le diagnostic clinique de tumeurs épithéliales affectant le corps ou le col de l'utérus ne peut être établi qu'à l'aide du microscope. Ces difficultés existent surtout pour le diagnostic du cancer glandulaire, par suite de conditions purement topographiques. L'observation clinique nous montre que dans le cancroïde l'affection maligne se propage de préférence sur le museau de tanche, s'étendant sur la muqueuse vaginale. Grâce à cette propriété du cancroïde il est évident que, dans cette affection, on peut beaucoup plus facilement prendre de grandes portions de tissus pour l'examen microscopique, que dans le cancer glandulaire, vu que dans cette dernière affection, contrairement au cancroïde, la portion vaginale accessible reste parfois sans altération, l'affection se propageant surtout sur la muqueuse dans la profondeur de l'utérus.

Les caractères particuliers des différentes variétés du cancer utérin doivent être pris en considération quand on a recours au diagnostic microscopique.

Le cancroïde du col utérin au début se traduit ordinairement par une exulcération incorrectement appelée *érosion*, qui n'est par son aspect extérieur, ni papillaire, ni folliculaire, qui n'a par conséquent rien de caractéristique en tant qu'érosion, mais qui présente ceci de spécial qu'elle est rebelle au traitement, et que même, grâce à sa nature hémorrhagique, elle s'aggrave de plus en plus quoi qu'on fasse. Dans ces conditions, on n'a ni détritus, ni signes cliniques extérieurs caractéristiques du cancer; aussi *le médecin est-il obligé de soumettre immédiatement à un examen microscopique les parties malades de la région suspecte.* Les inconvénients insignifiants, qui résultent pour la malade de cette manière de procéder, ne peuvent jamais être considérés comme une contre-indication à cette recherche puisqu'il s'agit d'une affection qui menace la vie de dangers sérieux.

Lorsque l'on enlève ainsi une portion du col utérin il est toujours désirable d'exciser un fragment qui permette l'examen des tissus avoisinants qui paraissent normaux. Il est bon aussi d'avoir en même temps des pièces contenant le point de passage de l'épithélium plat à l'épithélium cylindrique.

L'idée d'enlever pour l'examen un fragment assez volumineux du col utérin paraît en contradiction avec les avis des autres auteurs (Fritsch) qui n'approuvent nullement l'excision de pièces d'épreuve volumineuses, parce qu'alors, disent-ils, dans le cas où l'extirpation totale de l'utérus serait reconnue nécessaire, on n'aurait plus le moyen de saisir avec la pince de Museux l'utérus lui-même. Ce conseil de Fritsch n'a de valeur que pour les cas où le tissu de l'utérus est affecté à un degré tel que la pince pourrait le déchirer.

Mais de pareils cas n'ont pas besoin, pour être diagnostiqués, d'un examen microscopique, et de plus, par suite du développement excessif de l'affection, ils ne sont plus justiciables de l'extirpation totale de l'organe.

Après l'ablation d'un fragment même comparativement volumineux de la portion vaginale qui porte une érosion suspecte, la partie restante du col, grâce à sa fermeté, suffit *toujours* pour servir de point d'appui au moment où l'on saisit l'utérus avec une pince pour en pratiquer l'extirpation. Après cette excision de recherche on fera avec avantage des sutures hémostatiques du col utérin. L'excision d'un grand segment de col, contenant en même temps que les tissus pathologiques des tissus normaux, est d'autant plus nécessaire, que dans ces conditions nous pouvons non seulement *voir* les éléments pathologiques, mais que nous pouvons aussi étudier les rapports topographiques de ces derniers et apprécier ainsi la gravité du cas examiné.

Si, en étudiant la préparation et en comparant le point suspect avec la partie normale, nous remarquons que l'épithélium plat, composé de plusieurs couches, ne s'amincit pas graduellement de la périphérie vers l'orifice externe du col — ce qui a lieu dans les conditions normales, — que la limite normale entre les coupes d'épithélium plat et le tissu sous-jacent s'est modifiée et que l'épithélium plat pénètre dans l'intérieur de ce tissu sous forme d'apophyses irrégulières, alors le diagnostic n'offre aucune difficulté. Dans le cas où l'examen d'une seule coupe microscopique est insuffisant, on peut toujours résoudre la question sur une série de coupes topographiques, préparées avec la même pièce. Si, au contraire, on examine une pièce trop petite ne contenant que le tissu néoplasique, il est souvent impossible de se faire une idée claire du développement hétérogénique de l'affection.

Le diagnostic du cancer glandulaire présente plus de difficultés que celui des formes précédentes pour les raisons suivantes : 1° il est beaucoup plus difficile d'exciser de la cavité du col utérin et surtout de l'*os uteri* une quantité de tissu suffisante pour les recherches microscopiques ; 2° la pathologie de cette affection étant plus complexe que celle du cancroïde n'est pas encore assez mise en lumière. Il n'existe point de limites assez tranchées entre les productions, que nous devons considérer comme « bénignes » et celles qui sont de nature « maligne ». Certes il n'est pas difficile de poser le diagnostic de cancer glandulaire, après une étude attentive des tissus obtenus par le raclage dans les cas où l'affection est complètement développée, et nous n'avons pas lieu de nous attarder à cette question. Mais il est extrêmement important de faire le diagnostic des périodes *initiales* de cette affection. A ce point de vue, nous devons d'abord porter notre attention sur l'*adenoma malignum, s. destruans.*

S'il est inexact, au point de vue purement anatomo-pathologique, de regarder l'*adenoma malignum* comme la première période du cancer nous pouvons cependant l'admettre au point de vue clinique (L. Fürst et autres), d'autant plus que l'anatomie pathologique ne peut tracer de limite nette entre la susdite affection et le cancer glandulaire. Il est ici peut-être encore plus important que lors de cancroïde de la portion vaginale, d'enlever des morceaux suffisamment grands pour qu'on puisse avoir, en même temps que le tissu pathologique, des tissus normaux. Des coupes permettant d'étudier la topographie des lésions sont ici nécessaires pour arriver au diagnostic de la tumeur glandulaire maligne, car on ne peut se faire une idée du développement hétérogène du tissu glandulaire, constituant le signe le plus caractéristique de l'*adenoma malignum*, qu'à l'aide de ces coupes topographiques. Les pièces enlevées par raclage, après durcissement par l'alcool, sont incluses dans la celluloïde ou dans toute autre masse appropriée, permettant d'en pratiquer des coupes.

Il faut avoir grand soin, en colorant les coupes, de bien mettre en lumière le rapport des glandes modifiées et de la couche musculaire sous-jacente.

Le meilleur colorant, en pareille circonstance, est le picro-carmin qui permet de différencier les muscles des autres tissus. Lorsque le tissu glandulaire se développe d'une manière hétérogène, les glandes pénètrent la couche musculaire et la détruisent, aussi ce mode de préparation permet-il de constater de la manière la plus nette, les caractères destructifs de l'adénome (*adenoma destruans*).

Ce diagnostic, basé sur les données de l'investigation microscopique, devient une *conditio sine quâ non* dans les cas douteux, et, dans toute une série de faits, on a raison de lui attribuer une importance décisive. Malheureusement, dans l'état actuel des choses, l'investigation microscopique seule ne peut encore toujours nous permettre de préciser le diagnostic de chaque cas. Elle paraît souvent insuffisante pour établir la nature maligne d'un produit pathologique à la période initiale de son développement. L'étude microscopique est quelquefois si peu caractéristique, qu'on ne peut établir le diagnostic d'une manière positive. Dans de pareils cas nous sommes par conséquent privés de ce diagnostic incontestable, qui pourrait servir de base à une indication opératoire.

Aussi, dans ces conditions, nous bornons-nous à une observation systématique et prolongée de la malade, observation suivie en cas de besoin, d'un raclage *répété*, accompagné des recherches microscopiques. Dans deux des observations que nous avons rapportées (obs. XXVII et XXIX), le raclage répété seul nous a permis de déterminer la véritable nature de l'affection. Dans ces cas le raclage répété fut indiqué par des hémorrhagies successives. Bien que dans ces cas on eût diagnostiqué, en se basant sur les préparations microscopiques, une *endometritis glandularis hyperplastica*, affection regardée comme de nature bénigne, l'observation prolongée des malades nous montra avec évidence, que le résultat de l'examen microscopique à la suite du premier raclage ne pouvait être regardé comme définitif. Il est évident que dans des cas analogues on ne pourra arriver à une appréciation prompte et exacte des lésions, que lorsqu'on aura déterminé les rapports, qui existent entre l'*endometritis hyperplastica glandularis* (adenoma benignum), d'une part, et la forme décrite sous la dénomination d'*adenoma malignum s. destruans* (Ziegler) et enfin le cancer glandulaire (*adeno-carcinoma*), d'autre part.

Au point de vue clinique, il serait très important de

savoir si l'on doit considérer l'*endometritis hyperplastica glandularis*, comme une forme indépendante, constituant une espèce à part, une affection bien limitée anatomiquement, ou bien si ce n'est qu'un degré de certains états pathologiques qui se transforment, après une durée plus ou moins longue, du type bénin en production maligne ayant une structure histologique spéciale. La première hypothèse restant jusqu'à présent celle des traités d'anatomie pathologique, il est désirable d'arriver à trouver des moyens qui permettraient de déterminer sans faute, par l'examen de préparations microscopiques, la nature de l'affection glandulaire de la muqueuse utérine.

L'anatomie pathologique ne donnant point, à notre grand regret, de réponses satisfaisantes à toutes ces questions, nous sommes forcé de regarder jusqu'à présent nos indications d'intervention thérapeutique, comme empiriques, basées sur des données empruntées aux publications casuistiques et ne possédant pas une exactitude scientifique suffisante. La difficulté du diagnostic est augmentée de ce fait, que nous ne possédons en général pas de notions nettes sur les limites qui existent entre les processus malins et les processus bénins. Nous venons de parler de la difficulté qu'on éprouve à déterminer la nature des modifications pathologiques de la cavité utérine, il n'est pas moins difficile de déterminer celle des modifications glandulaires du col utérin, connues sous le nom d'érosions (*erosio glandularis*).

Les opinions sont absolument opposées sur la nature de ces « érosions » ; les uns (Fischel) les regardent comme des productions se rappprochant de celles du type physiologique (*erosio physiologica*), tandis que les autres (Ruge) les considèrent comme le résultat de modifications inflammatoires par excellence ; n'ayant sur ce sujet aucune notion anatomique précise, il devient extrêmement difficile de tracer ici la limite exacte entre ces érosions et les dégénérations néoplasiques au début.

Le critérium le plus sûr de la production maligne, le développement hétérogène de tissus, paraît insuffisant en présence des opinions formulées sur la nature de l'érosion. Aussi, pour être conséquent, les productions glandulaires de ces érosions pénétrant le tissu musculaire et se développant ainsi d'une manière hétérogène, on devrait les mettre en parallèle avec l'*adenoma malignum*. Si l'on se rappelle la peine que l'on a à guérir ces érosions qui ne cèdent même pas à l'emploi des caustiques et la facilité avec laquelle elles récidivent, alors l'identification des érosions avec les tumeurs du type malin a encore plus sa raison d'être.

J'ai rappelé ces faits pour indiquer les lacunes qui existent dans l'état anatomo-pathologique de la question, lacunes qu'il serait bien désirable de combler. Reconnaissant bien qu'il est impossible de fixer anatomiquement la nature exacte de ces productions glandulaires qu'on considère ordinairement comme bénignes (l'*endometritis glandularis hyperplastica* et l'*erosio colli*), productions qui ne sont peut-être que la manifestation primaire d'un néoplasme malin, je crois pourtant que nous ne tomberons pas dans l'erreur si, au point de vue clinique, nous discutons ces affections dites « bénignes » et si nous avons moins de confiance qu'on en a dans leur bénignité.

On pourrait m'objecter que les érosions surviennent bien souvent, tandis que le cancer de l'utérus est relativement peu fréquent. Mais une pareille objection, soutenable il y a dix ans, paraît aujourd'hui peu fondée après les travaux des auteurs allemands (Fischel, Heitzmann, Ruge et autres) et américains (Emmet, P. Mundé, etc.). D'une part, de tout ce qui était diagnostiqué autrefois, pour ainsi dire d'emblée, comme « érosions », on a isolé une série d'affections diverses, en particulier des éversions de la muqueuse utérine (ectropion) ; d'autre part, des cas, que l'imperfection de nos moyens de recherches ne nous permettait pas de reconnaître comme des affections malignes au début, sont aujourd'hui bien déterminés et l'on diagnostique l'existence du cancer plus fréquemment qu'autrefois.

Enfin, comme l'a montré *Spencer Wells* (1), en s'appuyant sur des données statistiques, le chiffre des maladies cancéreuses s'est sensiblement augmenté. D'après cet auteur, de nos jours, la mortalité causée par le cancer devient plus considérable que ne l'est l'accroissement de la population (*l. c.*, p. 3191).

III. — Pronostic.

Le pronostic est lié à la rapidité du diagnostic du cancer au début car on ne peut espérer sauver l'organisme par une intervention opératoire qu'en prenant l'affection à ses premières périodes. Je ne doute point que *dans l'avenir le pronostic favorable soit garanti non pas par la recherche de moyens dits « spécifiques » (qui n'existent point en général) mais exclusivement grâce à l'étude plus détaillée et à l'appréciation plus exacte de ces modifications de l'appareil sexuel qui paraissent « inoffensives » et qui se transforment si fréquemment en productions malignes.* En d'autres termes, nous devrons apprécier par une étude approfondie des affections dites bénignes, le degré de leur intensité et de leur développement et rechercher si elles s'opposent au traitement et n'ont point de tendance à se transformer.

Lors de marche progressive il est absolument indiqué d'intervenir énergiquement et immédiatement. Plus tôt sera reconnue la nature vraie de l'affection, plus le pronostic sera favorable lors de l'intervention thérapeutique et plus aussi cette intervention aura un caractère conservateur, moins elle présentera de gravité.

Quant à la guérison incontestablement radicale du cancer par telle ou telle autre voie radicale, je renverrai les lecteurs au commencement de cet article où sont cités des faits éloquents à cet égard, afin de ne pas dépasser les limites de

---

(1) Spencer Wells. Ueber Krebs und carcinomatöse Krankheiten. *Volkmann's Sammlung Klinische Vorträge*, 331, 1889.

mon programme. Ici, j'aborderai exclusivement le pronostic des cas où l'on a pratiqué l'extirpation totale de l'utérus par la voie vaginale. Il est évident, que les résultats obtenus dans ces dernières années doivent être regardés comme brillants alors même que la mortalité est de 20-15 %. Quelques auteurs du reste ont obténu des résultats encore plus beaux (1). Ainsi :

Olshausen (2)	De 152	opér.	sont	mortes	26,	ce qui	donne	17,8 0/0	de mortal.
Martin (3)	134	»	»	»	22	»	»	16,4 0/0	»
Schræder-Hofmeier	74	»	»	»	12	»	»	12,0 0/0	»
H. Fritsch	60	»	»	»	7	»	»	11,7 0/0	»
Alex. Lebedeff (4)	12	»	»	»	1	»	»	8,3 0/0	»
Leopold	48	»	»	»	3	»	»	6,3 0,0	»
Enfin nous-même : (*Ott*) (5)	30	»		»	0	»	»	0,0 0,0	»

Ces chiffres concernant l'issue de l'opération sont assez éloquents pour se passer de commentaires. Il est indiscutable que les perfectionnements ultérieurs de la technique de ce procédé opératoire relativement récent, nous donneront des résultats encore plus brillants, et par ce fait, nous conduiront à la possibilité d'étendre les indications de son application.

Il est incomparablement plus difficile d'établir ici le pronostic par rapport aux récidives, quoiqu'il soit assez probable que dans un avenir assez proche, nous pourrons obtenir

---

(1) *Archiv. f. Gynæcol.* Bd XXX, Hft s. 412.

(2) SPENCER WELLS. Weber Krebs und carcinomatöse Krankheiten. *Volkmann's Sammlung Klinischer Vortr.*, 337, 1889, s. 3223.

(3) *Archiv. f. Gynæk*, l. c. Seulement dans 66 cas il y avait cancer utérin.

(4) PETROFF. Thèse inaugurale (en russe).

(5) Cet article était déjà écrit, quand on m'a informé, qu'une de mes malades (Marine Steponoff, obs. IV) pendant son trajet de St-Pétersbourg à Fruer avait succombé subitement en wagon. Comme cette malade était atteinte de phlébite la cause la plus probable de la mort fut sans doute une embolie, qu'on peut attribuer à l'influence du voyage entrepris par notre malade malgré nos exhortations. Même dans ce cas, si l'on veut attribuer l'issue mortelle à notre intervention opératoire, nous ne compterions sur nos 30 cas, qu'un cas mortel, ce qui porterait le pourcentage de la mortalité à 3 1/3 0/0.

à ce point de vue des résultats plus encourageants que nous n'en avons eus jusqu'ici. On a bien des raisons de supposer que les données concernant le moment de l'apparition des récidives déjà observées et publiées dans la littérature contemporaine sont beaucoup moins favorables que celles que l'on pourrait obtenir. Ce fait est dû aux circonstances suivantes :

1° L'opération, surtout au commencement de son introduction dans la pratique, donnant une mortalité plus grande, n'était guère appliquée que comme *ultimum refugium*, ordinairement trop tard (cas XI);

2° Aujourd'hui, sans compter quelques perfectionnements du diagnostic, grâce à la quantité immense d'observations, nous pouvons intervenir dans certains cas considérés autrefois comme bénins;

3° L'extirpation totale de l'utérus a des indications de plus en plus nettes et les cas où cette opération est indiquée peuvent être choisis avec plus de compétence.

Les cas que nous avons rapportés, confirment ces idées. Bien que le délai écoulé après l'opération (il n'y a que 3 ans et demi d'écoulés depuis la première) soit relativement court et ne puisse nous permettre de poser des conclusions définitives, néanmoins il faut dire que dans le petit nombre de cas, où l'affection fut attaquée dès sa période initiale, jamais jusqu'à présent nous n'avons observé de récidive.

Quant aux cas où la récidive a eu lieu, il faut bien se rendre compte des conditions dans lesquelles l'opération a été pratiquée. Ici, il faut mettre de côté les cas où l'opération de l'extirpation totale de l'utérus n'a été appliquée que comme *ultimum refugium*; on pouvait alors regarder déjà *à priori* le pronostic comme douteux. Dans cette série de cas, bien que la section eût été pratiquée dans des tissus encore sains en apparence, on ne pouvait, par suite du voisinage de la production morbide, affirmer l'absence d'une infiltration cancéreuse inaccessible à d'autres moyens d'investigation que le microscope. Nous pouvons encore rapprocher de ces cas, ceux où des modifications dans les tissus péri-utérins restaient douteuses quant à leur nature. Sous ce rapport, des difficultés particulières au point de vue du diagnostic peuvent dériver de l'état inflammatoire de l'appareil ligamenteux, par exemple des ligaments sacro-utérins, surtout dans les cas où les données anamnestiques indiquent l'existence d'une affection puerpérale quelconque.

Lors de doutes nous n'avons pas le droit de refuser aux malades notre intervention opératoire et de les priver d'une chance ultime de guérison. Nos cas II, VII et IX appartiennent notamment à cette catégorie. Il est évident cependant, que des cas de ce genre, où la récidive est plus ou moins probable, ne peuvent aucunement figurer comme des faits parlant *contre* l'application de la méthode même de la cure radicale du cancer utérin. Cette cure, cette guérison complète n'étant obtenue que par suite de l'extirpation totale de l'organe, il n'y a point de raisons de douter de son utilité. Aussi, dirai-je, que *nier de nos jours les avantages de l'extirpation totale de l'utérus par la voie vaginale est une erreur, un préjugé n'ayant point de bases scientifiques.*

Pour me faire une idée plus juste sur le sort ultime des opérées en ce qui concerne les récidives, je résume ici tous mes cas sous forme de tableau ; dans la première catégorie entrent ceux dans lesquels on ne pouvait supposer avec beaucoup de probabilité, avant l'opération, l'apparition de récidives. Dans le second groupe entrent les cas, formant une série plus grande que celle qui précède, où l'opération fut entreprise, par suite de motifs dépendant des malades elles-mêmes, plus tardivement qu'elle n'aurait dû être faite, et où l'affection paraissait encore apparemment bien localisée, les parties ambiantes de l'utérus étant normales. Ici l'existence de l'affection avait été constatée par les malades elles-mêmes depuis longtemps. Aussi dans cette deuxième catégorie de cas, le pronostic *quoad valetudinem completam*, fut-il à *priori* beaucoup moins favorable que dans la première.

PREMIÈRE CATÉGORIE DE CAS

Cas n° 1, depuis le jour de l'opération, 16 novembre 1885, pas de récidive jusqu'en janvier 1889, 3 ans et 2 mois.

— 5, depuis le 28 novembre 1886 une récidive, janvier 1888, après 1 an, 1 mois.

— 6 depuis le 27 mars 1887, pas de récidive jusqu'en 1889 (avril), 2 ans, 1 mois.

Cas n° 10 depuis le 1er avril 1888, pas de récidive jusqu'en 1889, 1 an.

— 12 depuis le 17 mai 1888, pas de récidive juin 1888, 1 an, 1 mois.

— 27 depuis le 15 avril 1888, pas de récidive jusqu'en avril 1889, 1 an.

— 28, depuis le 2 mai 1888, pas de récidive jusqu'en mai 1889, 1 an.

— 29, depuis le 5 mai 1888 pas de récidive jusqu'en mai 1889, 1 an.

SECONDE CATÉGORIE DE CAS

Cas n°		depuis l'opération		récidive après	
Cas n° 2,	depuis	l'opération	4 mars 1886	récidive après	11 mois
— 3	—	—	28 — 1886	— —	10 mois
— 4	—	—	10 oct. 1886	— —	3 mois
— 7	—	—	9 mars 1887	— —	2 mois
— 9	—	—	18 nov. 1887	— —	9 mois
— 11	—	—	7 mai 1888	— —	3 mois
— 13	—	—	23 sept. 1888	— —	1 mois
— 20	—	—	26 janv. 1886	— —	5 mois
— 21	—	—	8 mai 1888	— —	1 mois

Total 15 cas.

Dans les 13 autres cas le sort des malades resta incertain. Quelques unes ne sont pas rangées dans le tableau ci-joint, le temps écoulé depuis l'opération étant encore trop court.

Si ce tableau, vu le temps trop court pendant lequel les

malades ont été observées, ne peut servir à tirer des conclusions absolument définitives, cependant en le prenant comme base il est permis de dire avec un certain degré de probabilité, que l'extirpation totale de l'utérus pratiquée dès le début de l'affection cancéreuse, nous donne la possibilité d'obtenir des résultats beaucoup meilleurs que ceux que l'on constatait avant l'introduction dans la pratique de ce procédé opératoire. On ne peut douter non plus, que, même dans les cas où la récidive survient, aucun des moyens usités n'amène un bien-être temporaire aussi parfait que l'extirpation totale de l'utérus par la voie vaginale. En nous basant sur nos observations nous devons noter, que la période post-opératoire est supportée par les malades beaucoup plus aisément après cette opération, que par exemple après la laparotomie, et que l'état général des malades ne laisse rien à désirer.

IV. — Traitement opératoire.

Les données anatomo-pathologiques, que nous avons rappelées, déterminent déjà en partie le plan de la thérapeutique appropriée au traitement des affections utérines susceptibles de se transformer en tumeurs malignes. Il est probable que dans un avenir rapproché, grâce à une étude plus approfondie de la nature de l'affection en question, notre thérapeutique pourra combattre radicalement le néoplasme malin dès le début de son développement par des moyens incomparablement moins dangereux et correspondant mieux aux principes conservateurs de la médecine que la résection partielle et surtout l'extirpation totale de l'organe sexuel.

Cette partie très importante du traitement du cancer utérin, n'étant pas essentiellement liée avec le plan de cet article, je passerai à l'analyse du côté extérieur de l'opération y compris : la préparation de la malade à l'opération et l'exécution du procédé opératoire d'extirpation de l'utérus par la voie vaginale.

Pour préparer la malade on a soin quelques jours d'avance

de la purger le mieux possible à l'aide de purgatifs et de lavements. On ordonne, en outre, des injections 2 ou 3 fois par jour avec des solutions de sublimé (1 : 2000). La veille de l'opération on prescrit un bain général. Le nombre des aides participant à l'opération doit être le plus limité possible : Un assistant, qui est chargé de chloroformiser (vu que la douleur n'est pas très intense et la durée de l'opération très longue, je m'efforce de ne jamais pousser la narcose trop profondément, j'y joins l'injection sous-cutanée de cocaïne) ; deux autres aides soutiennent les jambes de la malade fléchies sur l'abdomen. Un de ces aides, se trouvant à gauche de l'opérateur est chargé d'abaisser le périnée à l'aide du spéculum court de Fritsch, tandis que l'autre pratique l'irrigation continue avec la solution de sublimé (1 : 2000) jusqu'au moment de l'ouverture de la cavité abdominale. La position de la malade, couchée sur le dos avec le bassin soulevé et les jambes appuyées contre l'abdomen, comme pour la taille, est assurée par un appareil spécial, inventé dans ce but par moi-même, qu'on peut nommer le *fixateur de jambes* (1).

Tous les instruments et aiguilles (il est désirable que ces dernières soient enfilées de fils de soie avant l'opération) sont pris directement par moi dans un bassin plat, rempli d'une solution d'acide phénique au dixième, et posé sur un tabouret à ma droite. Ce bassin ne contient que les instruments les plus nécessaires et les plus importants. Avant d'opérer, on rase les poils partout où ils peuvent gêner en tombant sur la région opérée ; les parties du corps se trouvant à proximité des organes génitaux extérieurs doivent être bien savonnées à l'aide d'une brosse et lavées avec le savon de Geiss. Le même savon sert à laver soigneusement, en intro-

---

(1) La description de ce fixateur est publiée dans la *Centralblatt für Gynaecologie*, 1886, n° 31. Dernièrement j'y ai ajouté, cependant, une modification qui rend mon instrument plus commode. Les parties de l'instrument qui embrassent les jambes sont maintenant plus larges et sont fixées un peu en travers : grâce à cette modification la malade ne peut gêner l'opérateur en rapprochant ses talons et elle est forcée de tenir ses jambes écartées.

duisant deux doigts, le canal vaginal, l'arrosant constamment et en abondance avec la solution de sublimé. Ce procédé de désinfection, suivant les travaux récents (Iteven, Döderlein et autres) paraît excellent.

La méthode que j'applique pour l'extirpation totale de l'utérus n'est pas une copie exacte des méthodes déjà mises en usage. Prenant quelque chose à chacun des procédés employés par les divers chirurgiens j'ai donné à ma méthode la marche systématique suivante :

Je commence l'opération en raclant à l'aide d'une curette tranchante aussi profondément que possible la partie de la tumeur accessible à l'action de cette curette. Je le fais en me guidant sur les raisons suivantes :

1° On ne peut juger de l'étendue de propagation du processus morbide, *avant* d'appliquer ce procédé ; autrement nous sommes incapables de déterminer si l'opération d'extirpation totale de l'utérus est applicable au cas en question.

2° Un raclage soigneusement appliqué, combiné avec la cautérisation à l'aide du thermo-cautère de Paquelin nous préserve au moment de l'opération d'une perte du sang souvent très considérable.

3° Ce qui est le plus important c'est que, après avoir enlevé les parties gangreneuses et putréfiées de la tumeur, nous avons plus de chances de rendre l'opération absolument aseptique. Cette opinion assez répandue, qu'il ne faut point toucher le foyer cancéreux avec les instruments tranchants *avant* l'opération, mais l'*écarter immédiatement par l'incision de tissus sains*, opinion basée sur le fait qu'on peut rompre l'intégrité de voies lymphatiques jusqu'alors fermées, se fonde sur des considérations purement théoriques et n'est pas encore justifiée cliniquement. Si nous l'admettions nous devrions renoncer aux avantages que nous offre le raclage préalable de la tumeur.

Exposant bien complètement la région opératoire préalablement curée, comme on vient de le voir, j'abaisse l'utérus à l'aide de pinces de Museux; et, après avoir établi les rapports de cet organe avec la vessie, en introduisant une sonde dans celle-ci, je fais au bistouri une incision circulaire autour du col, traçant ainsi la limite entre les parties malades et les parties saines.

Après avoir fait l'hémostase, je commence le décollement de la vessie. La sonde, qui y est restée, indique sa situation exacte et le bistouri avance progressivement dirigé plutôt vers l'utérus que vers la vessie, jusqu'au moment où il arrive dans la couche celluleuse qui la sépare de l'utérus; il devient alors inutile et l'on peut, soit avec le manche du bistouri, soit simplement avec le doigt, mobiliser la vessie en déchirant jusqu'au péritoine la couche celluleuse intermédiaire. Je m'arrête alors et me porte en arrière du col dans la partie postérieure de mon incision circulaire, pour décoller l'utérus de ses adhérences avec le cul-de-sac vaginal postérieur; ces adhérences sont le plus souvent lâches et se décollent avec facilité.

Ayant ainsi procédé, on peut facilement placer des ligatures hémostatiques sur la partie inférieure des ligaments larges. Pinçant entre deux doigts la base d'un de ceux-ci on l'attire et l'on place sur elle, à l'aide d'une aiguille, une ligature; après l'avoir nouée, on coupe la partie liée entre le fil et l'utérus et l'on pose une nouvelle ligature au-dessus en utilisant encore pour cela l'acupuncture; on avance ainsi progressivement vers la profondeur et l'on peut facilement, toutes les fois que les ligaments sont normaux, séparer l'utérus au moins jusqu'au milieu de la hauteur des ligaments larges sans ouvrir la cavité péritonéale. L'avantage de cette méthode est, on le voit, de n'ouvrir que très tardivement la cavité péritonéale et de diminuer ainsi les chances d'infection. Au cours de ces manœuvres, il arrive souvent un moment où l'on déchire le péritoine, on agrandit alors largement l'ouverture et l'on n'a plus la moindre difficulté à lier la partie supérieure du ligament large et les trompes.

La soie, qu'on emploie, doit avoir une épaisseur considérable, car il faut serrer les ligatures très fortement de manière à prévenir les hémorrhagies ultérieures. Quelques auteurs ont proposé de placer encore des ligatures contre l'utérus, de manière à faire la section des ligaments larges entre deux séries de ligatures ; c'est une pratique qui me semble superflue et qui ne fait qu'allonger inutilement l'opération, il est en effet très rare de voir une hémorrhagie se produire par les vaisseaux attenant à l'utérus. Au reste, dans le cas où le fait se produirait on en serait quitte pour placer une ligature supplémentaire.

Pour être plus sûrement à l'abri des hémorrhagies il est utile d'appliquer des ligatures sur les gros vaisseaux isolés. La question de l'hémostase systématique et complète au moment de l'extirpation des différentes parties, est capitale. Cette opération doit être faite autant que possible sans perte de sang. Pour arriver à ce résultat on doit avoir recours à l'acupuncture systématiquement conduite de tous les points où peut se produire une hémorrhagie. Il ne faut pas seulement songer aux ligaments larges, mais aussi à la voûte postérieure du vagin qui saigne assez souvent. Le moyen le plus simple d'arrêter les hémorrhagies, qui se produisent en cet endroit, consiste à placer 3 ou 4 fils que l'on passe avec une aiguille courbe de manière que la convexité de l'anse soit vers le péritoine ; les chefs ramenés dans le vagin sont noués ensemble et serrés solidement.

Dans les cas où l'abaissement de l'utérus est difficile par suite d'altération du tissu cellulaire, il y a avantage à serrer tout d'abord dans des ligatures l'origine des ligaments larges ; cela permet pour la suite de l'opération une mobilité plus grande de l'organe.

Après avoir extirpé l'utérus, on doit étancher la surface de section à l'aide de tampons d'ouate, imbibés dans une solution de sublimé et ensuite exprimés. Puis on doit s'assurer que l'écoulement sanguin est complètement arrêté. Les ligatures appliquées sur les ligaments larges, à leur partie supérieure près des ovaires, doivent être coupées très court, on les abandonne dans la cavité abdominale, comme dans l'ovariotomie, tandis que les autres ligatures plus longues auront leurs chefs pendant dans le vagin. Toute la région jusqu'à la cavité abdominale sera saupoudrée d'iodoforme et tamponnée avec de la gaze iodoformée.

Depuis le moment de l'extirpation de l'utérus, jusqu'au moment, où l'ouverture péritonéale produite par l'opération sera isolée par le tamponnement vaginal, il est très important de veiller à ce que la narcose soit complète, afin d'éviter le prolapsus d'intestin. Grâce à l'accomplissement de cette condition, grâce aussi à la position de la malade dont le bassin est surélevé, dans aucun de mes cas je n'ai observé le prolapsus des anses intestinales. De sorte que je n'ai jamais eu besoin d'introduire dans la cavité abdominale une éponge dans le but de fixer les intestins.

Le procédé d'hystérectomie, que je viens de décrire, est extrêmement facile et s'il n'existe pas de complications, l'opération peut être achevée en une demi-heure.

Bien que les résultats des opérations exécutées par le procédé, que je me permets de recommander à mes collègues, soient parfaitement satisfaisants, je ne me crois pas le droit, en parlant d'une méthode récente, susceptible de perfectionnements ultérieurs dans ses détails, de ne pas indiquer les raisons qui m'ont conduit à agir de la sorte; cela me paraît d'autant plus nécessaire, que l'amélioration immédiate de mes opérées ne suffit pas pour trancher définitivement la question du procédé opératoire.

Il y a tout d'abord un premier point à résoudre : Faut-il, en extirpant l'utérus extirper aussi ses annexes, les trompes et les ovaires ? Cette question pour le moment est loin d'être résolue définitivement.

La plupart des auteurs russes (Grammatikati) et étrangers admettent qu'en extirpant l'utérus il est nécessaire d'extirper aussi les ovaires. Trouvant cette manière d'agir peu raisonnable, nous croyons, que pour résoudre la question il faut discuter les deux faits suivants :

1° Est-il nécessaire pour obtenir plus sûrement la guérison de la malade et pour la débarrasser de l'affection qui l'a conduite à l'opération d'extirper aussi les ovaires et les trompes?

2° Laissant de côté la question de la cure radicale, est-il cependant désirable d'extirper ces annexes, vu la possibilité de l'apparition de symptômes morbides dans l'économie, dus exclusivement à l'abandon de ces organes sains après l'extirpation de l'utérus affecté?

Si nous trouvons dans l'affection du col utérin l'indication de l'extirpation de l'organe entier, ne faut-il pas admettre le même principe par rapport aux trompes de Fallope, qui forment pour ainsi dire les cornes de l'utérus et qui sont génétiquement liées avec lui?

Bien qu'il soit impossible de réfuter ce fait, il faut dire cependant, que dans la grande majorité des cas nous avons raison de ne pas extirper les trompes, car grâce aux particularités de structure de la trompe, nous pouvons par la palpation déterminer presque à coup sûr si cet organe est affecté ainsi que l'utérus où s'il se trouve dans l'état normal. Je puis ajouter encore, que je ne connais pas un seul cas publié où les trompes aient été affectées de cancer dès le début de cette affection dans l'utérus.

Après avoir pesé tous les arguments donnés en faveur de la seconde question: faut-il extirper avec l'utérus affecté les ovaires sains? je rejette absolument cette proposition et je ne regarde comme indiquée que l'extirpation des ovaires incontestablement affectés. En extirpant les ovaires reconnus sains, nous agissons contrairement au principe de la chirurgie conservatrice, nous privons la femme malade d'un organe non affecté, ce qui ne peut pas être indifférent pour l'économie d'autant plus que par l'extirpation des ovaires la femme perd, pour ainsi dire, une de ses propriétés la plus caractéristique, celle qui constitue sa distinction sexuelle.

Nous ne connaissons que trop peu les fonctions des ovaires et l'influence sur toute l'économie, qui est due à la maturation et à la destruction des vésicules de Graaf. De même nous sommes trop ignorants des modifications qui accompagnent la période menstruelle pour avoir le droit d'entreprendre l'extirpation d'un organe complètement sain, en nous basant sur des données incertaines et sur des phénomènes cliniques mal déterminés. Nos connaissances sur les rapports qui existent entre l'ovulation et la menstruation sont aussi presque primitives ; de sorte que, dans leur application pratique, les théories en faveur donnent souvent lieu à des contradictions frappantes. Il suffit de citer par exemple l'apparition régulière de menstruations pendant la grossesse, ou bien leur absence complète durant toute la période de la procréation, pour confirmer notre opinion. Aux communications isolées des auteurs, qui s'en rapportent sur la périodicité de symptômes qu'ils considèrent comme *molimina menstrualia* dans les cas, où les ovaires n'ont pas été extirpés avec de l'utérus, nous pouvons opposer hardiment des observations analogues de femmes chez lesquelles les ovaires furent extirpés avec l'utérus, et les observations de castrations faites dans le but d'amener une ménopause précoce. Nous fondant sur ce fait que des tableaux cliniques analogues s'observent souvent en présence de modifications inflammatoires au voisinage des ovaires (péri-ovarite), nous pensons qu'il est possible que les symptômes cités par les auteurs peuvent dépendre des reliquats inflammatoires, entourant les organes abandonnés après l'opération, c'est-à-dire les ovaires, et que ces symptômes sont dus en partie à des modifications consécutives dans le parenchyme de l'ovaire lui-même. Aussi plutôt que d'extirper des ovaires, la nécessité de cette extirpation ne paraissant nullement établie, vaudrait-il peut être mieux chercher à trouver le moyen à l'aide duquel les ovaires abandonnés dans l'économie, se trouveront dans des conditions, autant que possible, normales.

La réaction étant due à l'inflammation de l'organisme qui survient nécessairement au voisinage des ovaires, il faudrait réduire au *minimum* possible, ces phénomènes inflammatoires. Il est dès lors peu probable que la méthode communément employée, qui consiste à conduire les ligatures, serrant le ligament ovarien avec les autres dans le vagin, soit bonne, parce qu'on abaisse ainsi les ovaires qui se fixent ultérieurement dans une position anormale. Voilà pourquoi je suis porté à croire, que la méthode que j'ai adoptée est plus rationnelle ; je ne conduis pas dans le vagin les ligatures appliquées sur la trompe, sur le ligament de l'ovaire et sur la partie supérieure mince du ligament large, mais je les coupe court, de sorte qu'au moment de la rétraction consécutive du ligament infundibulo-pelvien, les ovaires remontent dans la cavité du petit bassin et peuvent reprendre leur situation normale. On évite ainsi complètement leur fixation dans la cicatrice, fixation inévitable après l'emploi de l'ancienne méthode. Pas une de mes malades, dans les cas où les ovaires furent reconnus normaux et ne furent pas extirpés, ne s'est plainte d'aucun symptôme douloureux. Il faut noter ici que la majorité des malades que j'ai opérées continuaient leur vie sexuelle après l'opération ; elles m'ont dit qu'elles n'observaient sous ce rapport aucun changement.

Passant aux autres détails de l'hystérectomie vaginale nous discuterons ici les modifications apportées au mode d'hémostase employé. Une de ces modifications mérite notre attention, c'est celle apportée par l'école française, qui consiste à employer la forcipressure à demeure sans avoir recours aux ligatures (Richelot). Ce procédé, très simple au point de vue pratique diminue considérablement la durée de l'opération ; à peine cependant pourrait-il nous garantir contre une hémorrhagie consécutive et remplacer la ligature de soie plus sûre et dont l'efficacité est parfaitement établie. L'importance de ce procédé est relative ; il ne nous semble indiqué que dans les cas, où l'utérus est peu mobile, où chaque acupuncture détermine une hémorrhagie au point de ponction, etc., et aussi dans ceux où l'on peut compter, que les tissus au moment de leur rétraction ne s'échapperont pas de ces pinces, amenant une hémorrhagie consécutive dangereuse. Quant aux divers procédés de ligature des ligaments larges, les modifications proposées ne présentent pas de différence essentielle. Vu la richesse vasculaire de la région où l'on opère, il faut diviser les parties en plusieurs segments qu'on liera séparément. Il est en outre très important de serrer solidement les ligatures afin qu'elles ne puissent glisser et qu'on soit sûr de ne pas avoir d'hémorrhagie consécutive. La soie forte, assez épaisse et bien désinfectée, nous paraît parfaitement satisfaire aux conditions indiquées.

Une autre question d'une importance considérable est la suivante : Comment faut-il agir, après l'extirpation de l'utérus, par rapport à la surface de section ainsi que par rapport à l'ouverture abdominale qui se produit inévitablement après l'enlèvement de la matrice, et qui fait communiquer la cavité péritonéale et le vagin? Il est indubitable que la manière d'agir la plus idéale, pour ainsi dire, dans ce cas, serait d'amener les bords de la plaie au contact intime, de manière à obtenir une réunion par première intention. Malheureusement par suite de difficultés techniques, de la grande durée de l'opération, et en partie aussi par suite de conditions topographiques, cette réunion ne peut être convenablement obtenue en pratique, aussi la plupart des auteurs se refusent-ils, au moins aujourd'hui, à coudre soigneusement l'ouverture faite à la cavité abdominale et se bornent-ils à y appliquer 3 ou 4 sutures, pour amener les bords du péritoine à un contact au moins partiel ; quelquefois ils n'appliquent même pas de sutures, se contentant de tamponner directement l'ouverture à l'aide de gaze iodoformée et d'introduire un tampon dans le vagin.

En présence du développement moderne du procédé technique de l'extirpation cette manière d'agir donne les résultats les plus satisfaisants. C'est ce procédé que j'ai appliqué dans tous les cas que j'ai opérés. En introduisant le tampon mou j'attache une grande importance à ce qu'il ne soit introduit que *jusqu'au voisinage de l'ouverture abdominale*; j'évite autant que possible de le faire entrer dans cette cavité, de manière à ne pas séparer les feuillets opposants du péritoine, leur agglutination pouvant empêcher la communication de la cavité abdominale avec le vagin, ce qui peut avoir une influence essentielle sur l'issue de l'opération. Si le tampon était poussé dans la cavité abdominale, il empêcherait l'adhésion du péritoine pariétal, et par suite de l'irritation des intestins, il pourrait amener leur fixation partielle au voisinage de la cicatrice; d'où une série de phénomènes fâcheux.

Aussi ai-je l'habitude pendant l'opération, d'éviter d'introduire, même temporairement, dans la cavité abdominale, soit un tampon, soit une éponge, destinés à empêcher le prolapsus intestinal, suivant la pratique de la plupart des médecins. Ayant opéré toutes mes malades sans avoir recours à cette manœuvre, je n'ai jamais eu à le regretter, puisque dans aucun cas je n'ai eu de prolapsus intestinal.

La principale destination du tampon introduit après l'opération est de servir de drainage pour les parties de la plaie, qui ne se guérissent que par seconde intention. C'est ce qui arrive ordinairement, car s'il est possible à l'aide de quelques sutures, placées d'avant en arrière, d'établir un contact complet de parties moyennes de la plaie, obtenant à ce niveau une réunion par première intention sur les parties latérales, il est presque impossible d'obtenir ce résultat.

Quant à l'antisepsie pendant l'opération et durant la période post-opératoire, la manière d'agir indiquée ici, combinée avec la marche systématique de tous les procédés, paraît des plus satisfaisantes. Dans tous mes cas, je n'ai observé qu'une seule fois (cas XV), des phénomènes septiques.

Chez toutes les autres malades, il y a eu absence complète de phénomènes réactionnels après l'opération. Le bien-être parfait de nos malades, même immédiatement après l'opération, est un argument de plus en faveur de notre manière d'agir.

Dans toute une série de cas, après l'enlèvement du tampon de gaze iodoformée du vagin, ordinairement 12 à 15 jours après l'opération, nous n'avons pu constater ni sur la surface de la blessure, ni sur les tampons mêmes les moindres traces de suppuration. La réunion par seconde intention s'était produite sans suppuration ce qui atteste incontestablement la marche aseptique de la plaie.

Dans un nombre très limité de cas on a parfois observé la présence de pus et de détritus sans réaction générale du côté de l'organisme.

SUITES OPÉRATOIRES. — Dans tous nos cas (XV et XVI exceptés), cette période fut complètement satisfaisante. Les vomissements après l'opération, furent en général moins abondants que cela a lieu après la laparotomie. Les malades ne se sont jamais plaintes de douleurs. Seulement la pression exercée sur la partie inférieure de l'abdomen déterminait parfois des douleurs pendant les premiers jours après l'opération. Immédiatement après l'opération on mettait autour des malades des bassinoires, qui restaient 2 à 3 heures afin que la malade fût réchauffée. Après la cessation des vomissements on prescrivait aux malades des aliments liquides et tout le traitement ultérieur se réduisait à une simple expectation. Pendant les 2 à 4 premiers jours, alors que la malade ne pouvait uriner elle-même on pratiquait le cathétérisme 3 à 4 fois pendant la journée. Les premières garde-robes n'avaient lieu en général, que le 6e ou le 7e jour. Lorsque ce délai s'était écoulé et qu'il n'y avait pas eu de selles, on administrait à la malade une purgation légère.

Après 12-15-20 jours (selon le cas) on enlevait tous les tampons (1) et toutes les sutures. Si les granulations de la plaie donnaient à ce moment lieu à un suintement sanguin un tampon de gaze iodoformée était réintroduit de nouveau pour un jour. Le tampon enlevé on faisait des injections

(1) Outre le tampon principal montant au voisinage de la cavité abdominale, dans la partie inférieure du vagin, on introduit 1-2 tampons plus petits de gaze qui doivent empêcher la souillure du tampon plus profond pendant la miction. Ces tampons peuvent être changés suivant les besoins.

au sublimé 1 ou 2 fois par jour. Au bout de 2 semaines la malade se levait et une semaine après on lui permettait de quitter la clinique.

L'examen, que j'ai fait à des époques variables des malades qui revenaient après l'opération, me permet de dire qu'à l'exception de celles qui avaient une récidive, toutes se trouvaient dans un état de bien-être parfait. Dans un seul cas (obs. I) en examinant la malade quelques mois après l'opération nous pûmes constater l'augmentation, l'immobilité et la sensibilité douloureuse de l'ovaire droit. Cette anomalie résultait de ce fait, que les ligatures appliquées sur le ligament de l'ovaire et sur la trompe avaient été conduites avec les autres dans le vagin. Cette particularité avait suffi pour amener la fixation des ovaires au voisinage de la plaie et pour déterminer les modifications pathologiques que nous avons pu constater lors de notre examen. Le susdit état anormal de l'ovaire ne causait cependant pas de symptômes douloureux trop prononcés et ne gênait que modérément la malade. Cette malade après l'opération continuait d'avoir des relations sexuelles régulières.

Résumant nos cas et les communications des autres auteurs, nous devons reconnaître incontestablement que l'extirpation totale de l'utérus cancéreux par la voie vaginale doit être rangée parmi les acquisitions précieuses de notre thérapeutique. Au point de vue de l'amélioration immédiate des malades après l'opération, on peut rapprocher les résultats obtenus à la suite de l'application du procédé en question de ceux obtenus dans d'autres grandes opérations d'extirpation de tel ou tel autre organe intra-abdominal. Mais on peut dire dès à présent que les résultats de l'hystérectomie vaginale, dépasseront de beaucoup ceux obtenus à la suite d'autres opérations abdominales. Le caractère réglé de notre opération et la possibilité de prévoir les complications plus que dans les laparotomies, les progrès rapides de ce procédé en un court espace de temps, constituent la meilleure preuve de ce que nous avançons.

De même au point de vue de la guérison prompte et radicale du cancer les résultats ont bien dépassé ceux d'autrefois, quoique l'on puisse encore demander plus, en présence d'une maladie aussi destructrice que le cancer utérin. Les conditions déterminant le succès sont du reste très nettement établies par la médecine moderne, et ici, comme dans d'autres affections, le diagnostic du début de cancer doit nous servir comme base la plus importante pour combattre avec succès cette dangereuse affection.

Notre force thérapeutique est basée essentiellement sur la précocité du diagnostic.

TABLE DES MATIÈRES

IMPRIMERIE LEMALE ET Cie, HAVRE

A LA MÊME LIBRAIRIE

IMPRIMERIE LEMALE ET Cie, HAVRE

www.ingramcontent.com/pod-product-compliance
Ingram Content Group UK Ltd.
Pitfield, Milton Keynes, MK11 3LW, UK
UKHW012252240726
13966UKWH00004B/1398